DESEMBARCANDO A
HIPERTENSÃO

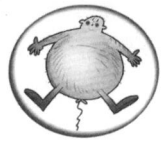

L&PM POCKET SAÚDE

Editor da série: Dr. Fernando Lucchese

Boa viagem! – Dr. Fernando Lucchese
Comer bem, sem culpa – Dr. Fernando Lucchese, José Antonio Pinheiro Machado e Iotti
Desembarcando a hipertensão – Dr. Fernando Lucchese
Desembarcando a tristeza – Dr. Fernando Lucchese
Desembarcando o Alzheimer – Dra. Ana Hartmann e Dr. Fernando Lucchese
Desembarcando o colesterol – Dr. Fernando Lucchese e Fernanda Lucchese
Desembarcando o diabetes – Dr. Fernando Lucchese
Desembarcando o sedentarismo – Dr. Fernando Lucchese e Cláudio Nogueira de Castro
Dieta mediterrânea com sabor brasileiro – Dr. Fernando Lucchese e José Antonio Pinheiro Machado
Fatos & mitos sobre sua alimentação – Dr. Fernando Lucchese
Fatos & mitos sobre sua saúde – Dr. Fernando Lucchese e Iotti
Filhos sadios, pais felizes – Dr. Ronald Pagnoncelli
Mais fatos & mitos sobre sua saúde – Dr. Fernando Lucchese e Iotti
Para entender o adolescente – Dr. Ronald Pagnoncelli
Pílulas para prolongar a juventude – Dr. Fernando Lucchese
Pílulas para viver melhor – Dr. Fernando Lucchese
Sexo: muito prazer v. 1 – Laura Meyer da Silva
Sexo: muito prazer v. 2 – Laura Meyer da Silva

Outros livros relacionados:
Confissões & conversões – Dr. Fernando Lucchese
Medicina, religião e saúde – Dr. Harold G. Koenig
Não sou feliz? – Dr. Fernando Lucchese

Fernando Lucchese

DESEMBARCANDO A
HIPERTENSÃO

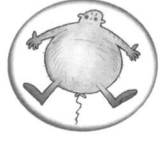

www.lpm.com.br

L&PM POCKET

Coleção **L&PM** POCKET, vol. 506
Série saúde/5

1ª edição na Coleção **L&PM** POCKET: outubro de 2004
7ª edição: março de 2014

Capa, projeto gráfico e ilustrações: Marco Cena
Revisão: Jó Saldanha e Renato Deitos

ISBN 978-85-254-1404-5

L934d	Lucchese, Fernando Desembarcando a hipertensão / Fernando Lucchese; ilustrações de Marco Cena. – Porto Alegre: L&PM, 2014. 128 p.: il. :18 cm. – (Coleção L&PM POCKET; v.506) 1.Hipertensão. 2.Saúde-Hipertensão. 3.Cena, Marco, il. I.Título. II.Série. CDU 616.12-008.331.1

Catalogação elaborada por Izabel A. Merlo, CRB 10/329.

© Fernando A. Lucchese, 2004

Todos os direitos desta edição reservados a L&PM Editores
Rua Comendador Coruja, 314, loja 9 – Floresta – 90220-180
Porto Alegre – RS – Brasil / Fone: 51.3225.5777 – Fax: 51.3221-5380

PEDIDOS & DEPTO. COMERCIAL: vendas@lpm.com.br
FALE CONOSCO: info@lpm.com.br
www.lpm.com.br

Impresso no Brasil
Verão de 2014

Este livro é dedicado aos meus pacientes hipertensos.

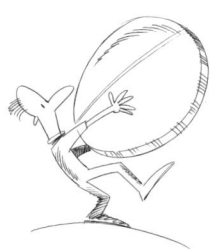

SUMÁRIO

9 Introdução

11 **Capítulo 1**
Você sabe o que é hipertensão?

25 **Capítulo 2**
Prevenindo a hipertensão

33 **Capítulo 3**
Diagnosticando a hipertensão pelos sintomas

37 **Capítulo 4**
Preparando sua consulta médica

41 **Capítulo 5**
O check-up do hipertenso

45 **Capítulo 6**
A dieta do hipertenso

55 **Capítulo 7**
O exercício do hipertenso

63 **Capítulo 8**
Tratando a hipertensão arterial
sem medicamentos

69 **Capítulo 9**
Tratando a hipertensão com medicamentos

83 **Capítulo 10**
Complicações da hipertensão

89 **Capítulo 11**
Urgências e emergências
causadas pela hipertensão

95 **Capítulo 12**
Gravidez e hipertensão

99 **Capítulo 13**
Obesidade e hipertensão

105 **Capítulo 14**
Hipertensão arterial na criança

109 **Capítulo 15**
Hipertensão arterial no idoso

113 **Capítulo 16**
Fatos e mitos sobre hipertensão

116 Sites sobre hipertensão arterial

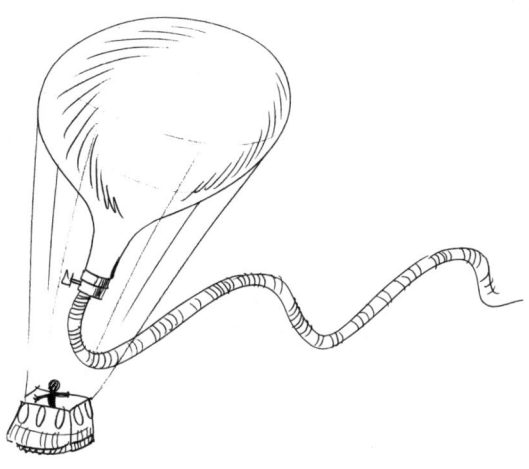

INTRODUÇÃO

Sou hipertenso? Se sou, tenho grande chance de não saber. No Brasil calcula-se em mais de 25 milhões o número de hipertensos, e pelo menos um terço deles (8 milhões) não sabem que são. As estatísticas mais agressivas falam que mais de 20% da população adulta é hipertensa.

Estes números vêm aumentando devido a fatores quase incontroláveis da vida. Vivemos curtindo sempre a última crise, e, o que é pior, sabendo que haverá uma próxima ainda mais grave.

A falta de esperança é um grande gerador de doenças.

A neurose hoje já não assusta. Nós todos somos neuróticos. E os que não se consideram, provavelmente, tenham diagnósticos mais complicados. Neurose passou a ser uma forma de se comportar. Basta ver a vida que levam os moradores das grandes cidades, que se agridem cortesmente dia após dia.

É neste cenário que a hipertensão cresce. Existem outros componentes não desprezíveis, como a ingestão de sal. Sal e hipertensão andam juntos.

Obesidade e hipertensão são parceiras. Sedentarismo e hipertensão têm tudo a ver.

Ao abrir a primeira página deste livro você estará enfrentando perguntas cruciais: Sou hipertenso? Como posso evitar ser hipertenso?

Convido você para esta caminhada ao mundo da hipertensão.

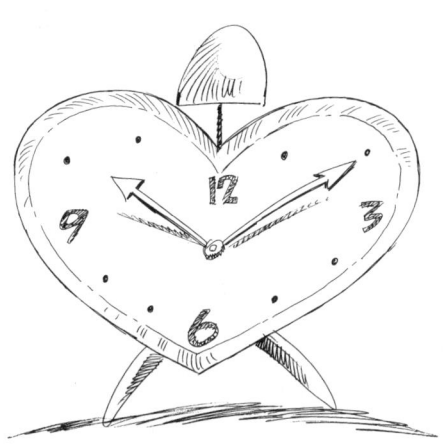

CAPÍTULO 1
Você sabe o que é hipertensão?

Pela grande quantidade de informações veiculadas pela mídia, você já deve saber alguma coisa sobre hipertensão.

Hipertensão é a elevação intermitente ou sustentada da pressão arterial a limites anormais.

❑ Esta elevação pode ocorrer quando o coração está contraindo, é a chamada **hipertensão sistólica**.

❑ Ou quando o coração está em repouso, a hipertensão é **diastólica**.

❑ Existe hipertensão quando a sistólica é maior do que 140 e a diastólica maior do que 90mmhg.

- Existe hipertensão quando em tomadas repetidas, em horários e locais diferentes, a pressão se mantém acima dos limites normais.

- A pressão sistólica também é conhecida como pressão máxima, e a diastólica como pressão mínima.

Quais são os tipos de hipertensão?

- Há dois tipos: a primária e a secundária.

- A **primária ou idiopática** corresponde a 90% dos casos e leva esse nome por não ter causa definida. (Quando o médico desconhece a causa da doença, lhe dá o nome pomposo de idiopática.)

- A hipertensão primária se desenvolve lentamente e não causa sintomas de início. Mas com o passar do tempo termina provocando alterações no coração, no cérebro e nos rins, os chamados "órgãos-alvo".

- Pode ser motivada pelo aumento do volume de sangue devido a defeito no sistema regulador de líquidos dos rins e dos hormônios.

- Outro mecanismo é o aumento da resistência à passagem do sangue nos vasos.

- A **hipertensão secundária** constitui apenas 10% de todos os casos.

- ❏ A hipertensão secundária tem causa conhecida, por isso é secundária a alguma outra doença do cérebro, da aorta, dos rins, ou de uma das glândulas.

- ❏ O tratamento da hipertensão arterial secundária passa pela correção da doença ou da condição que a causou.

Causas da hipertensão secundária

- Coarctação da aorta (estreitamento de nascença)
- Diabetes mellitus
- Disfunção de tireóide
- Disfunção de paratireóide
- Disfunção de hipófise
- Disfunção de supra-renal (Síndrome de Cushing)
- Tumor de supra-renal (feocromocitoma)
- Problema neurológico
- Gravidez
- Doença renal
- Hiperaldosteronismo primário
- Doença renovascular

Como se gera a pressão arterial?

- ❏ A cada contração do coração uma onda de sangue é lançada nas artérias, exercendo pressão sobre as paredes internas à medida que vai passando através delas. A onda de pulso é palpável em vários lugares do corpo: pescoço, punhos, braços, virilhas, pés.

- O pulso não é pressão. Pulso é a passagem do sangue em uma onda. Pressão é a força exercida de dentro para fora contra a parede das artérias.

- O pulso depende da pressão. A pressão não depende do pulso.

- Por isso não se pode fazer diagnóstico de hipertensão palpando o pulso.

A pressão depende:

1. Do volume de sangue circulante;

2. Da viscosidade ou fluidez do sangue;

3. Da resistência à passagem do sangue nos vasos;

4. De hormônios reguladores da pressão (noradrenalina, adrenalina, renina, prostaglandinas e hormônio antidiurético);

5. De reguladores neurológicos químicos (quimiorreceptores) ou de pressão (barorreceptores) distribuídos ao longo do corpo.

Termos que você deve conhecer

*O volume de sangue ejetado pelo coração por minuto é chamado **débito cardíaco**, ou vazão do coração. É o determinante mais importante da pressão sistólica, ou seja, aquela desenvolvida durante a contração cardíaca.*

***Resistência vascular** é a pressão exercida pelas paredes das artérias contra o sangue, determinando a maior ou menor facilidade com que ele circula. Assim, se as artérias se contraem, comprimindo o sangue, a resistência e a pressão arterial aumentam. É o determinante principal da pressão diastólica, ou seja, do coração em repouso. A viscosidade do sangue e o diâmetro das artérias influem na resistência vascular.*

***Sistema renina-angiotensina-aldosterona** é um complexo mecanismo de regulagem da pressão através da maior ou menor eliminação de sódio e água pelos rins ou da constrição e relaxamento dos vasos.*

***Lesão endotelial** é o resultado da hipertensão contínua sobre as paredes das artérias, que ficam mais frágeis e até se rompem. A deposição de gorduras sobre as paredes e a futura oclusão do vaso é a seqüência natural.*

Quais os níveis normais de pressão?

- ❏ Pressão ótima 120/80
- ❏ Pressão normal 130/85
- ❏ Pressão normal alta – entre 130-139 / 85-89

Quais os níveis considerados anormais?

- ❏ Hipertensão
    1. Nível I (leve) – entre 140-159 / 90-99
    2. Nível II (moderado) – entre 160-179/100-109
    3. Nível III (severo) – mais de 180/110

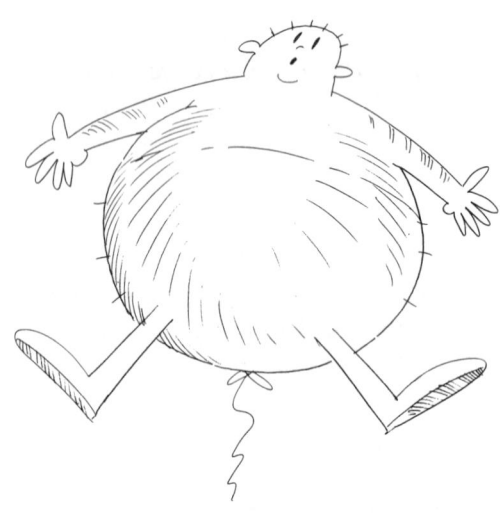

Quais as recomendações para cada nível?

- ❏ Normal: Rechecar a cada 2 anos.
- ❏ Normal: alto Rechecar a cada ano
- ❏ Nível I (leve): Rechecar a cada 2 meses
- ❏ Nível II (moderado): Iniciar avaliação e tratamento em 1 mês.
- ❏ Nível III (severo):Iniciar avaliação e tratamento imediatamente.

A pressão varia com a idade?

Idade em anos	Pressão média
4	98/60
6	105/60
10	112/64
11 a 20	120/75
21 a 30	124/78
31 a 40	126/80
41 a 50	130/82
51 a 60	140/80
71 a 80	142/80

Medindo a pressão arterial

- ❏ Não há nada mais fácil do que medir a pressão arterial. Mesmo assim muita gente passa a vida sem medi-la.

- Não existe idade para a primeira medida. Até crianças devem conhecer sua pressão.

- Há dois exageros indesejáveis: medir a pressão demais ou não medir nunca.

- O diagnóstico de hipertensão arterial exige medidas repetidas, na tentativa de confirmar que a pressão esteja realmente alta, em que horários e em que níveis.

- Medir a pressão exige equipamento adequado e alguma técnica. É fácil, mas é preciso

Equipamentos

- Aparelhos para medir a pressão vêm se tornando muito populares, podendo ser comprados em farmácias, lojas de utilidades etc.

- São constituídos de dois componentes igualmente importantes: a braçadeira inflável, que é enrolada no braço e inflada através de uma pêra, apertando até interromper o fluxo de sangue da artéria da dobra do cotovelo (artéria braquial).

- A braçadeira tem um marcador ou relógio, que permite determinar a leitura da pressão.

- Há braçadeiras de diferentes tamanhos: para adultos, para crianças e para obesos.

- O outro componente é um sensor de ruído colocado sobre a região da artéria da dobra do cotovelo. Enfermeiras e médicos usam o estetoscópio para isso.

❑ Aparelhos digitais a bateria incorporam os dois componentes em um só. O sensor é eletrônico e, além de detectar o ruído do sangue iniciando sua passagem pela artéria, determina no visor qual é a pressão no momento (pressão sistólica). Também marca o ponto em que os ruídos deixam de ser ouvidos (pressão diastólica).

❑ O problema com os aparelhos eletrônicos é que nem sempre são precisos. Eles devem ser aferidos e comparados com o do seu médico na próxima consulta.

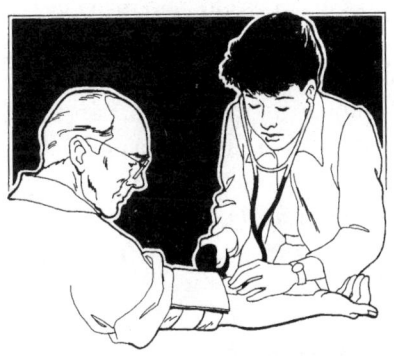

Posição do corpo para a medida da pressão

❑ O médico geralmente se interessa por saber a pressão com o paciente sentado, deitado e de pé.

❑ Há pequenas variações entre uma posição e outra, com a tendência da leitura mais baixa ser a de pé.

- Comumente, se prefere medir a pressão sentado.

- Uma posição, no entanto, é inegociável: o braço deve ficar sempre na altura do coração, com o cotovelo levemente dobrado.

- A pressão pode aumentar levemente se o braço ficar abaixo do nível do coração, e reduzir se ele for elevado.

- Nas primeiras vezes é bom medir a pressão nos dois braços. Há pequenas diferenças. Depois é melhor usar sempre o mesmo braço, geralmente o direito, que é o usado pelo médico.

- Se há grande diferença de pressão entre um braço e outro, procure o seu médico, porque algum defeito pode existir em seu sistema circulatório.

- Esteja confortável no momento de medir sua pressão. Ela pode ser alterada por vários fatores. Preste atenção a eles:

    Ansiedade
    Fumo
    Dor
    Estômago cheio
    Bexiga cheia
    Frio
    Exercício
    Ruído

- Outros fatores afetam a leitura da pressão. Se a braçadeira for muito larga para o tamanho do braço (em crianças, por exemplo), a medida será falsamente baixa.

- Ao contrário, se for muito estreita para o tamanho do braço (em obesos, por exemplo), a medida será falsamente elevada.

- De modo geral usam-se três tamanhos de braçadeiras: grandes, para obesos, médias, para adultos, e pequenas, para crianças.

- Manga da camisa muito apertada sobre o braço poderá causar erro na leitura. O melhor é deixar o braço livre de roupas.

Agora, vamos medir a pressão

- Posicione a braçadeira 3cm acima da dobra do cotovelo;

- Identifique o pulso da artéria braquial por palpação;

- Posicione o estetoscópio ou o sensor eletrônico nesse ponto ;

- Feche a válvula da pêra e infle a braçadeira, bombando várias vezes;

- Observe no relógio (chamado manômetro) ou no *display* eletrônico a pressão subir dentro da braçadeira ;

- ❏ Pare de inflar 30mmHg acima do momento em que o pulso tiver desaparecido na artéria braquial.

- ❏ Agora abra lentamente a válvula e observe a descida dos números numa velocidade aproximada de 2 a 3mmHg por segundo.

- ❏ Subitamente você ouvirá os primeiros ruídos, semelhantes a pulsos ou batidas do coração. Finalmente estes pulsos desaparecem.

- ❏ Os aparelhos eletrônicos registram automaticamente o início e o fim dos ruídos.

> **AO OUVIR O PRIMEIRO RUÍDO É REGISTRADA A PRESSÃO SISTÓLICA.**
>
> **AO OUVIR O ÚLTIMO RUÍDO É REGISTRADA PRESSÃO DIASTÓLICA.**

Método da palpação

- ❏ Ao inflar a braçadeira você oclui a artéria e o pulso desaparece, e ao soltá-la o pulso volta a aparecer.

- ❏ Palpando o pulso arterial do braço ou do antebraço, você determinará a pressão sistólica quando o pulso reaparecer, à medida que você abre a válvula.

- Mas você não consegue identificar a pressão diastólica, porque as mudanças no pulso são imperceptíveis.

A hipertensão do avental branco

- Um número significativo de pessoas tem sua pressão aumentada somente ao medi-la no consultório médico.

- É a "hipertensão do avental branco", que ainda não tem uma compreensão clara sobre seu significado e sua causa.

- Claro que a emoção pode elevar a pressão. Mas por que não acontece com todas as pessoas? E que significado tem?

- Aparentemente, quem tem este problema deve repetir a medida da pressão a cada seis meses, pois em cinco anos há chances de que se torne hipertenso.

- Mas os hipertensos de avental branco não necessitam de tratamento imediato.

Monitorização arterial da pressão arterial

- A monitorização arterial da pressão arterial **(MAPA)** é a forma de medir a pressão a intervalos estabelecidos durante 24 horas, através de um gravador preso à cintura do paciente e conectado à braçadeira, que infla automaticamente.

- A leitura é feita através de um computador que imprime uma curva de tendência.

- Normalmente, há queda da pressão durante a noite: é o "descenso noturno".

- A curva diurna da pressão geralmente mostra as medidas mais altas entre 7 e 10 da manhã, quando existe maior atividade adrenérgica, ou seja, mais adrenalina sendo produzida pelo organismo.

- Estas variações normais da pressão durante um período denominam-se **"ritmo circadiano"**.

- Há um ritmo circadiano diário segundo o qual a maior parte das crises hipertensivas ocorrem entre 7 e 10 da manhã.

- Há também um ritmo circadiano semanal onde as primeiras horas de segunda-feira são as que apresentam pressão mais alta.

- Fala-se até em ritmo circadiano mensal.

- É o nosso relógio interno sempre conectado e em funcionamento.

- O MAPA é um método extremamente útil para investigar hipertensos de avental branco.

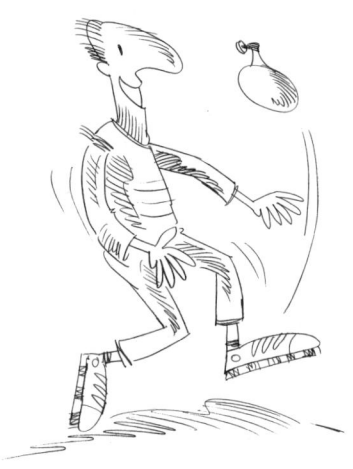

CAPÍTULO 2
Prevenindo a hipertensão

> **Você sabia que pode mudar suas chances de ser hipertenso?**
>
> **Você sabia que pode reduzir os riscos da doença, se já for hipertenso?**

Alguns fatos

- Nos Estados Unidos existem 60 milhões de hipertensos e no Brasil, pouco menos de 25. Um terço deles nem sabe da existência da doença.

- Por isso a hipertensão é considerada o "inimigo-silencioso".

- Somente metade dos hipertensos faz tratamento regularmente.

- Somente 30% controlam com sucesso sua hipertensão. Os demais se dividem entre os que tomam medicação irregularmente ou simplesmente não se tratam ou nem sabem que são hipertensos.

- Meça a pressão de toda a sua família periodicamente. Não tenha surpresas.

- Após os 50 anos os cuidados devem ser intensificados, pois aumentam as chances do aparecimento da hipertensão.

- Os hipertensos têm 30% mais risco de infarto.

- Os hipertensos têm 95% mais risco de acidente vascular cerebral (derrames e tromboses).

- Os hipertensos têm taxa de mortalidade 43% mais alta do que os normotensos (os que têm pressão menor do que 140/90).

Fatores de risco para hipertensão

- **Fatores não modificáveis** são a história familiar (a genética), a idade, o sexo, a raça.

- **Idade** mais avançada é fator de aumento de incidência de hipertensão devido à piora da função dos rins e à aterosclerose, que endurece a parede dos vasos, aumentando a resistência à passagem do sangue.

- **Pessoas de sexos diferentes** têm a mesma incidência, no entanto o uso de anticoncepcionais tem sido relacionado com hipertensão. A doença é mais comum em homens e em mulheres após a menopausa.

- **Raça** é um fator de risco, porque negros são duas vezes mais hipertensos do que brancos e morrem quatro vezes mais de hipertensão. Além disso, a hipertensão se desenvolve mais precocemente e de forma mais severa, causando mortes em idades mais precoces.

- **Fatores de risco modificáveis** são a obesidade ou sobrepeso, a ingestão de gorduras, de sal ou cafeína, o sedentarismo, o fumo, o stress.

- **Obesidade ou sobrepeso** e hipertensão andam juntas. Emagrecer é a primeira medida para baixar a pressão arterial.

- **Dieta** com pouco **sal** auxilia no tratamento, assim como reduzir gorduras e cafeína. Ingerir mais potássio, contido em bananas, tomates, suco de laranja, também auxilia no controle da pressão.

- **Exercício físico** regular é um santo remédio. Caminhar, nadar, com critério e progressivamente, auxiliam no controle do peso e da pressão. Musculação pode subir a pressão, dependendo dos pesos utilizados.

- **Fumo** aumenta a pressão, porque a nicotina provoca vasoconstrição e altera a parede interna dos vasos, reduzindo sua elasticidade. Parar de fumar é parte importante do tratamento.

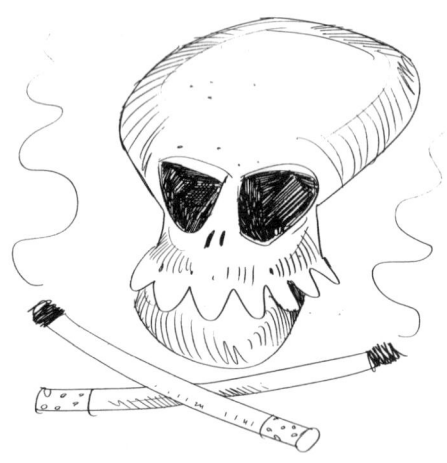

- **Stress** é o fator inseparável da vida, quase inevitável. Há um *stress* positivo e outro negativo. Obviamente, o *stress* que nos auxilia a sobreviver (nosso instinto de defesa) é o mesmo que nos agride quando passa a ser incontrolável. Os hormônios ligados ao *stress* provocam vasoconstrição e taquicardia.

- **Colesterol elevado** no sangue, especialmente o LDL, o mau colesterol, causa lesões na parede das artérias conhecidas como placas moles e duras, de acordo com sua consistência e tempo de existência. As moles são em geral as mais recentes.

- **Bebida em excesso** aumenta a pressão arterial, fato não muito conhecido no passado e hoje muito valorizado.

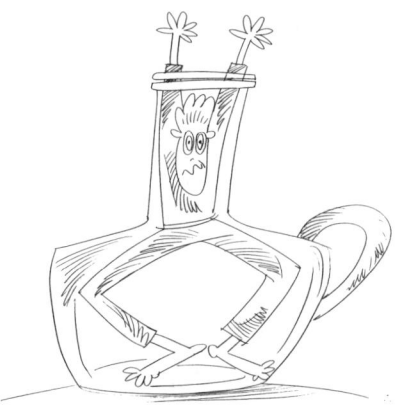

Pergunte-se:

> ❏ De quais destes fatores de risco de doença cardíaca eu sou portador?
>
> - **Fumo**
> - **Diabetes**
> - **Hipertensão**
> - **Colesterol elevado**
> - **Doença familiar**
> - **Sedentarismo**
> - **Obesidade**

Procure responder às seguintes perguntas:

❑ Tenho na família parentes próximos com hipertensão, diabetes, doença cardíaca ou renal, derrame ou trombose cerebral?

❑ Do que morreram seus avós e bisavós? Informe-se.

❑ Tenho alguma dor em ardência ou aperto relacionada a esforços e emoções, localizada no meio do peito e irradiada para o pescoço e o braço esquerdo?

Problemas diretamente relacionadas à hipertensão:

❑ Hipertrofia do ventrículo esquerdo;
❑ Doença coronária levando a angina (dor no peito) e infarto do miocárdio;
❑ Cirurgia de ponte de safena prévia;
❑ Acidente vascular cerebral (derrame, tromboses);
❑ Isquemia cerebral transitória;
❑ Nefropatia hipertensiva ou doença renal;
❑ Retinopatia ou doença dos vasos da retina;
❑ Doença arterial periférica (obstrução das artérias das pernas com dor ao caminhar).

Para compreender melhor

❏ **Hipertrofia do ventrículo esquerdo** — é o espessamento das paredes do coração motivado pelo maior esforço desenvolvido ao contrair devido à resistência oferecida pelas artérias. Atletas podem apresentar grande hipertrofia do coração.

❏ **Isquemia cerebral transitória** — é a redução passageira da circulação cerebral motivada por espasmo ou contração de uma artéria. Pode deixar seqüelas importantes se sua extensão for significativa.

❏ **Nefropatia hipertensiva** — é doença renal motivada pela ação da pressão alta sobre os vasos renais, modificando progressivamente a circulação dos rins.

❏ **Cardiopatia hipertensiva** — é a doença cardíaca motivada pela pressão alta durante um longo período, que termina por afetar o músculo cardíaco, diminuindo sua contração.

Termos que você deve conhecer:

❏ *Doença coronária – é o termo genérico para angina e infarto e significa a obstrução de artérias coronárias pela progressão da aterosclerose.*

❏ *Angina – é a dor no peito provocada pela redução do suprimento sanguíneo para uma área do músculo cardíaco, devido à obstrução parcial de uma artéria coronária.*

❏ *Infarto – é a destruição ou morte de parte do músculo cardíaco, decorrente da interrupção do suprimento de sangue para aquela região.*

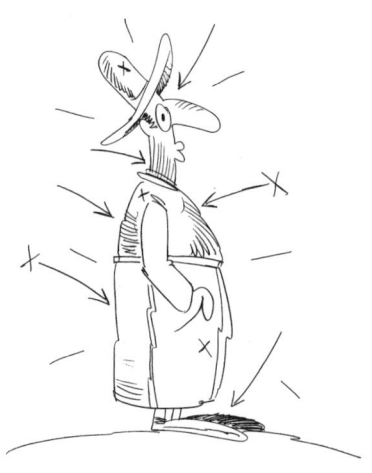

CAPÍTULO 3
Diagnosticando a hipertensão pelos sintomas

Como muitos não sabem que são hipertensos, o diagnóstico se torna mais difícil.

Mesmo sem saber que você é hipertenso, há sinais que fazem suspeitar.

O diagnóstico exige medidas repetidas da pressão para confirmar a tendência.

Algumas suspeitas

❑ Geralmente você pode ser hipertenso sem ter nenhum sintoma. Mas há alguns sinais que você deve conhecer.

- **Dores de cabeça repetidas** e inexplicáveis localizadas na região ocipital (na nuca), principalmente ao acordar, são a manifestação mais comum.

- **Dores de cabeça tensionais motivadas por stress ou cansaço** localizam-se geralmente na parte anterior (frontal) da cabeça e pioram durante o dia, e não tem a ver com hipertensão.

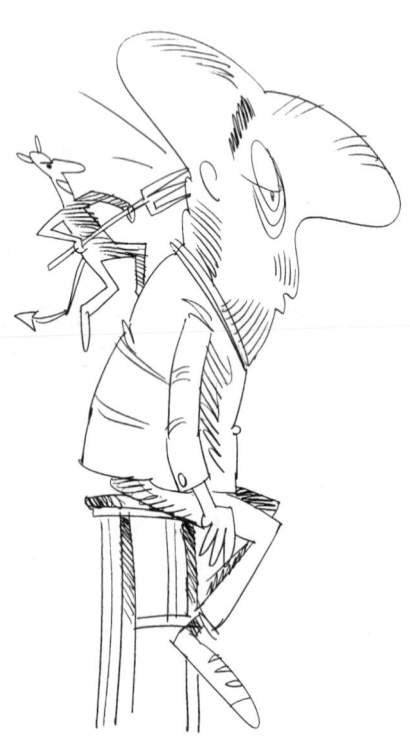

Outros sinais de hipertensão:

- Cansaço;
- Tonturas;
- Visão borrada;
- Escurecimento da visão;
- Fraqueza muscular em um lado do corpo;
- Sangramento nasal;
- Fraqueza;
- Inchaço de mãos e pés;
- Urinar à noite;
- Palpitação;
- Dispnéia;
- Dor no peito

(Veja na página 28 características da dor no peito)

Dicas importantes

- Em todas as consultas médicas, não importa a especialidade, peça que lhe meçam a pressão arterial.

- Freqüentemente, a hipertensão é descoberta durante o tratamento de qualquer outra doença, inclusive gripe.

Pergunte-se

❑ Quando foi a última vez que medi minha pressão?

❑ Meus filhos já mediram a pressão?

❑ Quando não me sinto bem, costumo medir minha pressão?

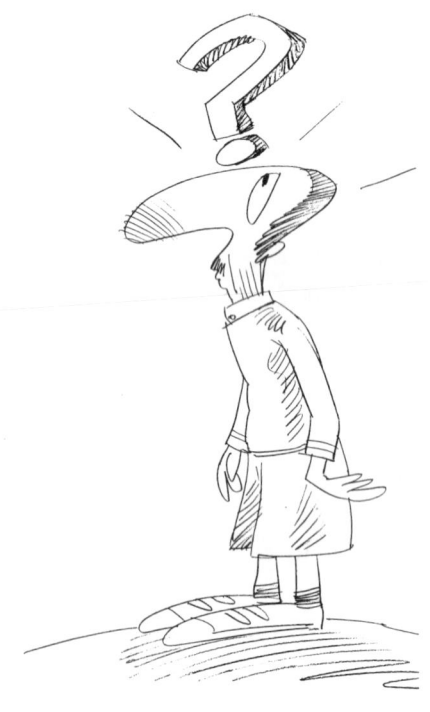

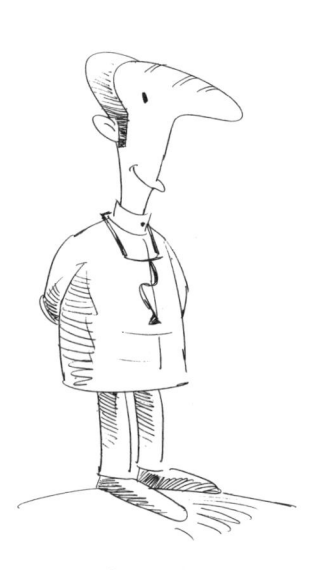

CAPÍTULO 4
Preparando sua consulta médica

Sendo hipertenso ou não, quando você
for ao médico, tire proveito da consulta.

Se você não apresenta sintoma algum,
concentre-se em prevenir sua doença, não permitindo
que ela progrida de forma a lhe causar dano.

Se você já tiver algum sintoma, concentre-se em
descrevê-lo para seu médico: é sintoma novo?
É intenso? É persistente?

Consulte o seu médico

- ❏ Se tiver sintoma intenso.

- ❏ Se apresentar sintoma novo.

- ❏ Se apresentar sintoma persistente.

- ❏ Se apresentar sintoma recorrente.

Dicas para a sua consulta

- ❏ Marque consultas com antecedência.

- ❏ Respeite data e hora da consulta marcada.

- ❏ Evite cancelamentos no dia.

- ❏ Leve lista de problemas.

- ❏ Leve exames e receitas anteriores, relativos aos mesmos sintomas de agora.

- ❏ Tenha paciência. Os médicos se atrasam involuntariamente, devido à necessidade de atender urgências. Leve um bom livro, não agende outros compromissos.

- ❏ Seja conciso e objetivo. Abrevie sua história. Não se perca em fatos irrelevantes. Não saia do assunto.

- ❏ Fale claramente dos seus sintomas: quando começaram, quando ocorrem, sua relação com eventos do dia.

- ❏ Fale de todos os seus sintomas e medos (mesmo os que você achar inexpressivos).

- ❏ Interrompa seu médico para perguntar e esclarecer o que não entendeu.

- ❏ Participe da decisão médica a respeito de seu caso.

- ❏ Pergunte ao seu médico quais são as suas opções e alternativas.

- ❏ Não tenha medo de pedir uma segunda opinião. Porém, escolha outro médico consultor em comum acordo com seu médico.

- ❏ Não distraia seu médico com problemas paralelos.

Perguntas sobre os medicamentos receitados

- ❏ Entendo a receita? A letra é legível?

- ❏ O remédio é necessário? Tenho outras alternativas?

- ❏ Devo tomar quanto, como e por quanto tempo?

- ❏ Quais os efeitos secundários? Que devo fazer se surgirem?

- ❏ Há algum genérico ou similar mais barato?

- ❑ Quais as interações com os demais remédios que estou usando?
- ❑ Há informações escritas disponíveis sobre o remédio?

Perguntas sobre a doença

- ❑ Qual a sua gravidade? Qual o prognóstico?
- ❑ Quais são os sintomas que ainda podem aparecer?
- ❑ Quais são os cuidados que devo ter?
- ❑ Devo fazer repouso?
- ❑ Devo alterar dieta?
- ❑ Devo alterar meus hábitos diários?
- ❑ A doença apresenta transmissão genética?
- ❑ A doença é contagiosa?
- ❑ Que cuidados devo ter com meus familiares?
- ❑ Há material escrito disponível sobre a doença?

Monte sua pasta de saúde com exames e receitas em ordem cronológica. Será de grande ajuda nas consultas e internações futuras.

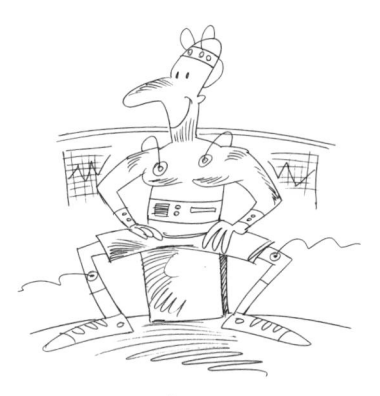

CAPÍTULO 5
O check-up do hipertenso

Alguns exames ajudam a identificar os fatores predisponentes e as causas e conseqüências da pressão arterial elevada.

O hábito periódico do check-up auxilia na identifcação precoce da hipertensão.

Crianças já a partir de 3 anos de idade deveriam ter sua pressão medida anualmente.

Jovens deveriam medir sua pressão anualmente ou sempre que tenham sintoma ou doença, sejam quais forem.

Adultos devem iniciar seus check-ups a cada dois anos, e a partir de 45 anos repeti-los anualmente.

Os exames essenciais

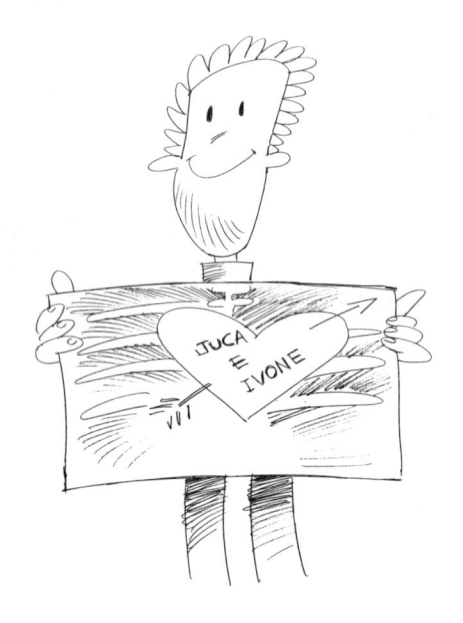

- **Raio X do tórax**, que pode demonstrar a presença de coração aumentado de tamanho.

- **Ecocardiograma color doppler**, que mostra a espessura das paredes do coração e o tamanho das cavidades. Os hipertensos mais severos têm paredes mais espessadas (hipertrofiadas), com a tendência de aumentar os diâmetros do ventrículo esquerdo, responsável pelo bombeamento de sangue para todo o organismo.

- **Eletrocardiograma**, que pode demonstrar hipertrofia ou redução de fluxo (isquemia) através do músculo cardíaco.

- **Exame comum de urina**, que pode demonstrar a presença de proteína, de glóbulos vermelhos ou brancos (o que pode caracterizar doença renal) ou glicose (o que pode sugerir diabetes).

- **Exames de sangue**, determinando os níveis de potássio (se forem muito baixos, sugerem disfunção da glândula supra-renal e aldosteronismo primário), os níveis de uréia e creatinina (que, se estiverem altos, indicam doença renal).

- **Ecografia abdominal**, para identificar o tamanho e a forma dos rins.

- **Cintilografia renal**, se os rins apresentarem sinais de diminuição do tamanho (atrofia), para identificar a presença de uma obstrução na artéria renal e redução do fluxo de sangue através dos rins.

Outros exames

- Obviamente, outros exames são necessários para excluir a possibilidade de estarem ocorrendo outras doenças associadas à hipertensão:

- **Colesterol, HDL, LDL, triglicerídeos**. São as gorduras que, alteradas no sangue e associadas à hipertensão, podem levar ao infarto e ao derrame cerebral.

- **Glicose sangüínea**, para identificar a presença ou não de diabetes, comumente associada à hipertensão.

- **Teste ergométrico em esteira**, também chamado de eletrocardiograma de esforço, analisa a situação das coronárias, se há obstruções que limitam o fluxo (isquemia), e se durante o exercício a pressão se mantém em níveis normais ou sobe demasiado, demonstrando a presença de hipertensão apesar da medicação.

- **T3, T4, TSH, hormônios da tireóide**, que alterados também elevam a pressão arterial.

- **Proteína C reativa**, indicadora da presença de inflamação nos vasos, com depósito de gordura (placas moles e duras).

- **Homocisteína**, substância do sangue indicadora de risco de aterosclerose

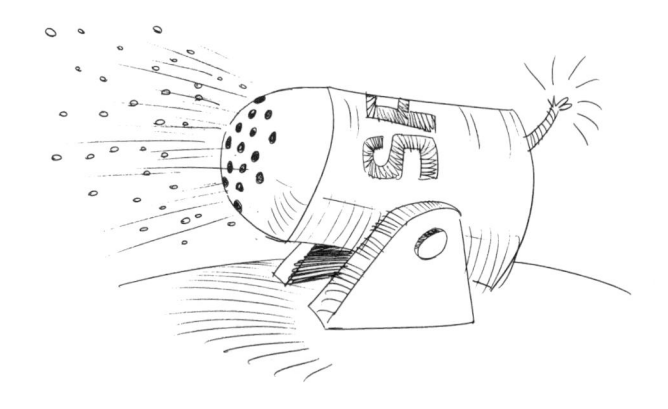

CAPÍTULO 6
A dieta do hipertenso

> **A dieta do hipertenso deve respeitar 4 regras básicas:**
>
> – Limitar o sal;
> – Limitar a ingestão de álcool;
> – Reduzir o peso (se necessário);
> – Usar livremente fibras e reduzir as gorduras animais.
>
> Neste capítulo faremos algumas considerações sobre a alimentação do hipertenso.

Controle do sal, o grande bandido

❏ O hipertenso sente menos gosto do sal e por isso termina usando quantidades maiores.

- O hipertenso também tem maior dificuldade de eliminar o sal do seu corpo.

- O sal retém líquido no corpo, aumentando o volume de sangue circulante e, por conseqüência, aumentando a pressão arterial.

- Um consumo elevado de sal por muitos anos aumenta o teor de sódio na musculatura das artérias menores, fazendo-as contrair-se mais intensamente, reduzindo o seu calibre. Isso eleva a pressão arterial.

- Comer mais de 6 gramas de sal por dia é excessivo. Nosso organismo ajeita-se muito bem com 3 gramas.

- A média ingerida por dia em alguns estados brasileiros, Rio Grande do Sul por exemplo, é de mais de 15 gramas.

- O hábito do sal é adquirido na infância. Por isso evite transmiti-lo aos seus filhos e netos. Tire o saleiro da mesa.

O sal não se esconde só no saleiro

- Há inúmeros alimentos ricos em sal. Muitos deles nem parecem tão salgados. Pão, por exemplo.

- Conservas, enlatados etc. usam o sal como meio de conservação. Biscoitos doces e salgados contêm boa quantidade de sal.

- Salgadinhos em pacote, como o próprio nome diz, contêm quantidades absurdas de sal. Devem ser banidos pelos hipertensos e pelos que não querem tornar-se.

- Todos os alimentos processados e pré-prontos, como molhos, sopas, massas, misturas para bolos, sobremesas e congelados, contêm quantidades variáveis de sal, difíceis de serem quantificadas.

- Os caldos em pacotinho são riquíssimos em sal. Não acrescente sal à sopa.

- Carnes e peixes defumados utilizam sal no processo de defumação. Todos os embutidos são ricos em sal: salsichas, salames, copas, lingüiças etc.

- Presunto cru ou cozido e fiambres de modo geral são conservados em sal.

- São raros os queijos com baixo conteúdo de sal. O hipertenso deve fazer um trabalho de garimpagem no supermercado, procurando queijos pobres em gordura e sal.

- O inocente molho de soja (shoyu) é rico em sal. Assim também o *ketchup*, a mostarda e os picles.

Leia rótulos

- Rótulos são feitos para serem lidos.

- Sempre que você encontrar sódio em algum rótulo, você sabe que há sal no produto.

- Exemplos: bicarbonato de sódio, benzoato de sódio, cloreto de sódio, hidróxido de sódio, nitrito de sódio etc.

- Fermento também contém sódio. Leia o rótulo.

- O nome do bandido é **sódio**.

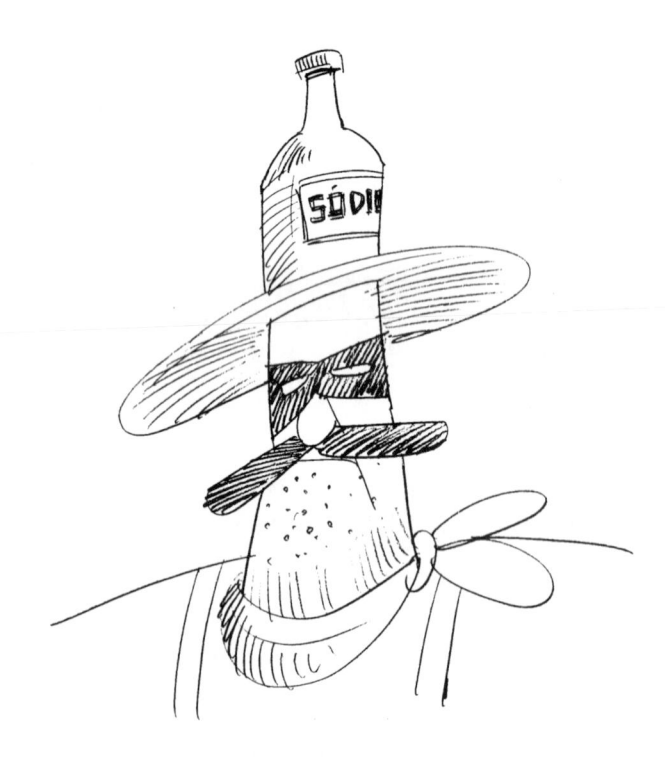

Substitutos do sal

- Sal grosso e sal marinho são tipos diferentes de sal. Sua fórmula é a mesma do sal de cozinha, o cloreto de sódio.

- A maioria dos substitutos de sal encontrados em farmácias e supermercados contém uma quantidade variável de cloreto de sódio complementada por cloreto de potássio.

- Quem tem problema renal ou toma diurético poupador de potássio (amilorida) não deve usar estes produtos.

- O cloreto de potássio tem gosto mais amargo, mas pode passar despercebido se usado no preparo da comida.

- Há outros bons substitutos do sal.

    - ☑ Nas saladas: vinagres, limão.
    - ☑ Nos molhos: pimenta ou páprica picante.
    - ☑ Nos grelhados: pimenta caiena em pó, páprica picante.

- O churrasco pode ser feito sem sal. Páprica picante colocada sobre a carne antes de levar ao fogo imprime-lhe um gosto muito parecido ao churrasco salgado.

❏ Reduzir o sal é um processo de conversão. Depois de algum tempo você achará insuportavelmente salgada a comida do seu restaurante preferido.

Quantidades de sal (em gramas) contidas em 100g de alguns alimentos

☑	Vegetais enlatados	0,3 - 0,7
☑	Pão integral	0,4 - 0,7
☑	Salgadinhos	0,5 - 1,0
☑	Lingüiças	0,8 - 1,2
☑	Bacon	0,8 - 1,4
☑	Hambúrguer	0,3 - 0,6
☑	Cereais	0,4 - 0,9
☑	Frutas	0,1 - 0,2

**Tire o saleiro da mesa.
Acostume seus filhos a não adicionarem
sal na comida.**

E a bebida faz diferença?

❏ Certamente faz. Quanto mais você bebe, mais aumenta a sua pressão.

❏ Em homens, o consumo diário de mais de 30ml de etanol (álcool etílico) por dia favorece o aparecimento da hipertensão.

❏ Em mulheres, a metade desta quantidade já é suficiente.

- Por isso se diz que o primeiro copo relaxa, o segundo contrai e o terceiro tensiona.

- Mais de 4 drinques ingeridos por dia podem levar a hipertensão, derrames cerebrais, cirrose hepática e alcoolismo crônico, com todas as conseqüências conhecidas sobre a qualidade de vida.

> **Os limites diários saudáveis de consumo de álcool são os seguintes:**
>
> ☑ 240ml de vinho (uma taça por refeição);
> ☑ 568ml de cerveja;
> ☑ 60ml de destilados.

- No entanto, os especialistas em alcoolismo afirmam que o vinho é mais saudável porque raramente leva aos problemas clássicos de desagregação social, típicos do álcool.

- Os destilados devem ser evitados, devido à grande diferença de graduação alcoólica em relação ao vinho.

- Além de tudo, o vinho contém flavonóides (quercitina e resveratrol, principalmente), que têm ação benéfica sobre os vasos, quando ingerido moderadamente.

- O vinho tinto e também o suco de uva promovem uma redução do colesterol total, do colesterol ruim (LDL), da coagulabilidade do sangue dentro dos vasos e um aumento do colesterol bom (HDL).

❑ O vinho branco contém menor quantidade de flavonóides e sua ação benéfica é mais discreta.

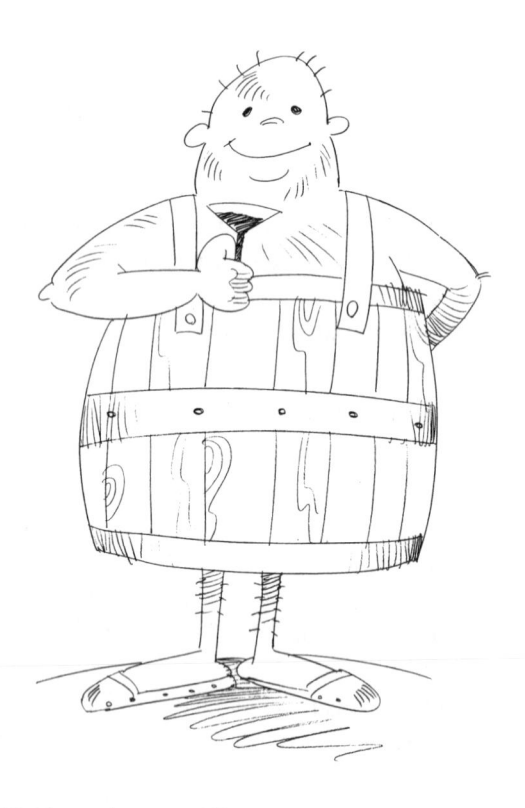

❑ Na dose de um cálice por refeição, o vinho tinto pode reduzir o risco de infarto e derrame cerebral. Nestas doses a tendência da pressão é manter-se baixa.

Benefícios do potássio no controle da hipertensão

❏ O potássio é importante para manter a pressão em níveis adequados.

❏ Quem ingere frutas e vegetais em quantidade tem índices mais baixos de pressão. Isso se deve aparentemente ao potássio contido nestes alimentos.

❏ As pessoas que comem muito sal têm a tendência a ingerir menos frutas e verduras, contribuindo assim com o aumento da pressão.

Benefícios das fibras na alimentação do hipertenso

❏ As fibras são saudáveis na alimentação porque, além de facilitarem o trânsito intestinal, reduzem o colesterol e as conseqüentes complicações da hipertensão.

❏ A redução da ingestão de gorduras animais aliada ao consumo de fibras beneficia o hipertenso, pois o protege do desenvolvimento de placas de gordura na circulação.

❏ Dieta rica em fibras reduz o risco de doença cardíaca e de alguns cânceres.

❏ Frutas, vegetais e grãos contêm fibras.

- Prefira grãos integrais, pois contêm mais fibras. Arroz integral, farinha integral, massas de sêmola de grão duro, pão integral, são exemplos de alimentos saudáveis por sua riqueza em fibras.

- O uso intenso na alimentação de amidos desprovidos de fibras, como arroz branco, farinha refinada, pão branco, açúcar, batata, parece ser fator desencadeante do diabetes, pois provoca ascensão rápida da glicose no sangue e intolerância à glicose.

- Diabetes e hipertensão são sempre má notícia quando estão associados.

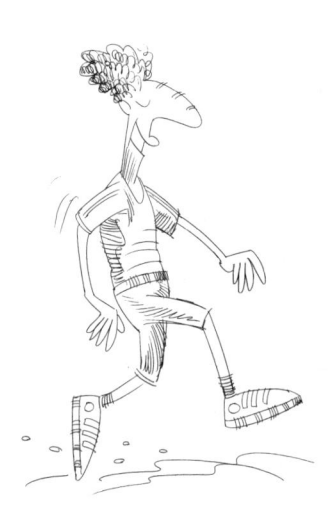

CAPÍTULO 7
O exercício do hipertenso

> O exercício físico orientado é um coadjuvante no tratamento e no controle da hipertensão.
>
> Os exercícios diminuem a tensão emocional e elevam a auto-estima.
>
> O hipertenso que se exercita regularmente poderá ter sua medicação diminuída ou até suspensa.

Benefícios do exercício

O exercício físico ADEQUADO não causa qualquer efeito colateral, pelo contrário, traz grandes benefícios:

- Ajuda a controlar o peso, a pressão arterial e as taxas de gordura e açúcar no sangue.

- Diminui o colesterol total e aumenta o HDL, conhecido como o "bom" colesterol.

- Menos gordura é depositada nas paredes das artérias. Elas ficam por isso mais flexíveis, facilitando a circulação do sangue e baixando a pressão arterial.

- O exercício ajuda a baixar a pressão arterial, porque provoca também dilatação dos vasos dos músculos, reduzindo sua resistência à passagem do sangue.

- O exercício retarda a formação de placas de gordura nas artérias, reduzindo a incidência de infarto e derrames cerebrais.

- O exercício retarda os efeitos da aterosclerose, a maior epidemia de todos os tempos com 1,2 milhão de mortes anuais nos Estados Unidos e 600 mil aqui no Brasil.

Aterosclerose é o processo que ocorre nas paredes das artérias, formando placas de gordura de consistência mole (mais recentes) ou dura (mais antigas), provocando alterações na parede interna que chegam ao seu endurecimento e até a ulcerações que são verdadeiras feridas dentro dos vasos.

Tipos de exercícios

❑ Os exercícios mais indicados são os aeróbicos, isto é, aqueles de longa duração e intensidade moderada. Melhoram a função do coração e do pulmão, baixam a pressão arterial, o colesterol e os níveis de stress.

❑ Exemplos de exercícios aeróbicos: caminhada, natação, ciclismo, hidroginástica, dança, yoga, Tai-chi-chuan, alongamentos etc.

❑ O exercício aeróbico é o equivalente ao motor de popa de um barco, que tem baixa rotação e longa duração.

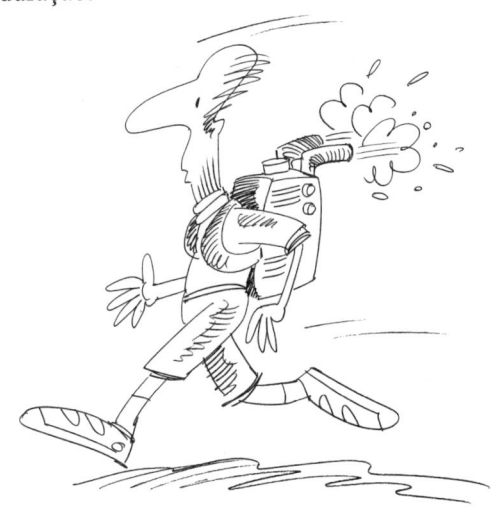

❑ Os exercícios aeróbicos envolvem grandes massas musculares, sem provocar grandes alterações na pressão arterial.

- Exercícios **anaeróbicos** não são indicados para hipertensos, pois têm como característica muita intensidade e curta duração, servindo para desenvolver condicionamento físico e massa muscular.

- Os exemplos mais comuns de exercícios anaeróbicos são o futebol, as corridas de 100 metros, os abdominais, as flexões ao solo etc.

- Os exercícios anaeróbicos são o equivalente ao motor de fórmula 1, que desenvolve alta rotação mas tem curta duração.

- Estes exercícios tendem a aumentar a pressão quando o esforço máximo é exigido.

- Já os exercícios de musculação, com ou sem o uso de aparelhos, devem ser realizados sob orientação de seu médico e seu professor de educação física.

- Já existem trabalhos científicos comprovando os benefícios da musculação, inclusive para cardiopatas, entretanto eles devem ser realizados com cargas (pesos) leves e com grande número de repetições.

- Nos exercícios de musculação pode-se elevar a pressão arterial de maneira acentuada ao utilizarmos cargas elevadas.

- Logo, a musculação não deve visar a hipertrofia (ganho de massa muscular).

- Exercícios com muito peso e poucas repetições podem ser perigosos para indivíduos hipertensos.

Qual a freqüência cardíaca ideal durante o exercício?

❑ Calcula-se a freqüência máxima prevista para a idade através da seguinte fórmula:

220 - idade = freqüência cardíaca máxima

❑ Lembre-se que o teste ergométrico é a maneira mais correta e mais segura de determinar as freqüências para o treinamento.

❑ Durante o teste, a medida de pressão arterial é um bom indicador da eficiência da medicação em manter a pressão sob controle.

❑ Quem está bem medicado tem, em geral, medidas normais durante todas as fases do teste ergométrico.

❑ No caso da freqüência cardíaca, temos que tomar cuidado com a utilização das tabelas de acordo com a faixa etária em pessoas que apresentam doença coronariana, ou que usam regularmente betabloqueadores, ou outras medicações que baixam a freqüência cardíaca.

❑ Estas pessoas têm sua pressão arterial diminuída pela ação destes remédios, motivo pelo qual reforçamos aqui a importância de orientação profissional especializada durante a prática de exercícios.

- Mas, de um modo geral, consideramos adequado exercitar-se mantendo a freqüência cardíaca em um percentual entre 50% e 80% da freqüência cardíaca máxima.

- Por exemplo: indivíduo de 50 anos tem como freqüência máxima **220 - 50 = 170, e como a freqüência de exercício é 50 a 80% deste valor, a freqüência ideal de exercício será de 85 a 136.**

- Quando estamos realizando atividades físicas com hipertensos, estamos buscando, além do controle do peso, das taxas de gordura e açúcar sangüíneo, o efeito vasodilatador provocado pelo exercício regular.

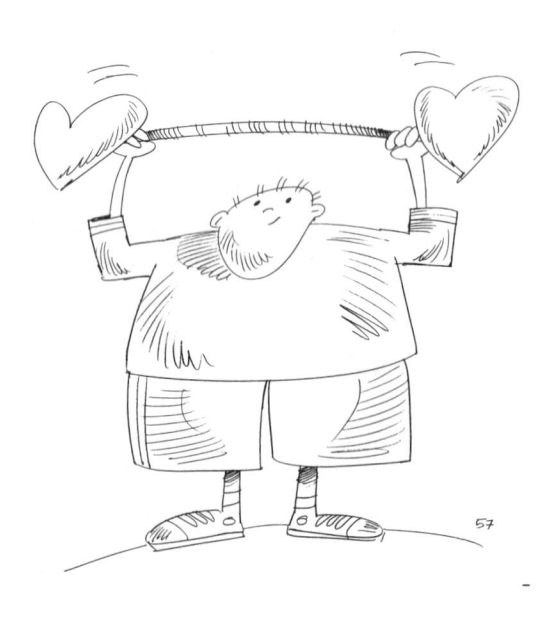

- Isto é, objetivamos um melhor controle da pressão arterial sistólica e diastólica (máxima e mínima).

- O benefício do efeito vasodilatador se dá ao percebermos que o indivíduo, depois de um período regular de exercícios, passa a ter uma diminuição das pressões arteriais sistólica e diastólica para uma mesma carga de esforço.

- Ou ainda, quando, em esforço, verificamos uma diminuição da pressão arterial diastólica, se comparada com a pressão diastólica observada em repouso.

- É importante não realizar atividade física quando a pressão arterial de repouso estiver acima de 160 x 100mmhg, exceto por orientação médica.

- Também deve evitar exercitar-se no período da manhã todo o hipertenso que não tiver sua pressão bem controlada pela medicação.

- Das 7 às 10 horas da manhã, ocorre maior atividade da adrenalina com pressões mais altas.

* *Este capítulo teve a contribuição do professor de educação física Cláudio Nogueira de Castro.*

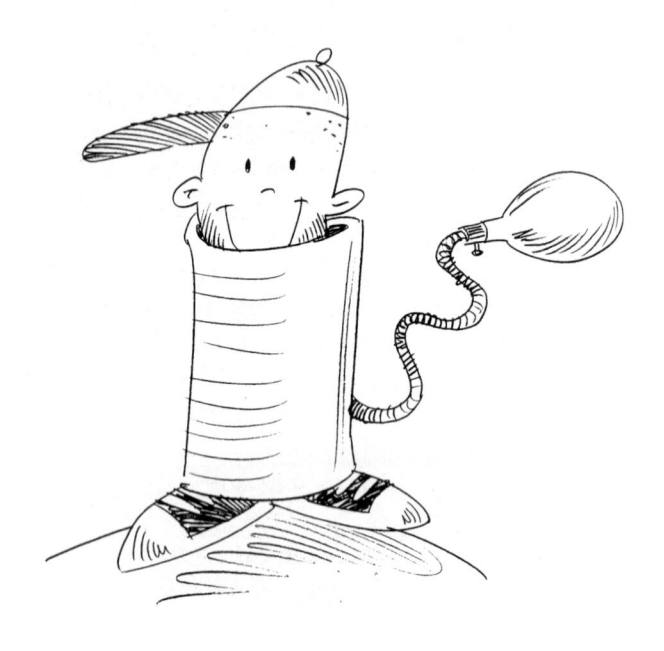

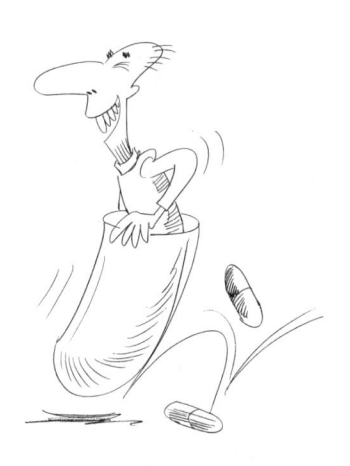

CAPÍTULO 8
Tratando a hipertensão arterial sem medicamentos

> A hipertensão arterial deve ser tratada de duas formas: com mudanças no estilo de vida e com medicamentos.
>
> Quando as cifras tensionais e o risco de desenvolvimento de outras doenças é baixo, trata-se com mudanças no estilo de vida.
>
> Quando o risco e as cifras tensionais são altos, trata-se com medicamentos. Às vezes, mais de um medicamento é necessário.

❏ Há órgãos mais vulneráveis à hipertensão. São os primeiros a se alterar pelos efeitos contínuos da pressão alta.

- Coração, rins, cérebro e artérias são os alvos da hipertensão e os primeiros a desenvolver doenças.

Doenças mais comuns causadas pela hipertensão sobre os órgãos vulneráveis

- ☑ Doenças cardíacas (angina, infarto, insuficiência cardíaca, hipertrofia e dilatação do coração)
- ☑ Derrame ou isquemia cerebral
- ☑ Doenças dos rins
- ☑ Doença ocular na retina (retinopatia)
- ☑ Doença vascular (carótidas, aorta, vasos das pernas)

- O que define a gravidade da hipertensão é a presença destas doenças nos órgãos considerados vulneráveis, também chamados de órgãos-alvo.

Os fatores que aumentam o risco da hipertensão são:

- ☑ Diabetes;
- ☑ Fumo;
- ☑ Idade acima de 60 anos;
- ☑ Mulheres após a menopausa;
- ☑ Colesterol elevado.

Há três níveis de risco, se considerarmos as alterações sobre os demais órgãos e os fatores de risco existentes.

Níveis de risco dos hipertensos

Nível A – <u>Sem fatores de risco</u> maiores, sem doença nos órgãos vulneráveis à hipertensão.

Nível B – <u>Com mais de um fator de risco</u>, excluindo diabetes. Sem doença nos órgãos.

Nível C – <u>Doença no coração</u>, rins, cérebro ou artérias <u>com diabetes</u>, com ou sem outros fatores de risco.

- ❑ O tratamento da hipertensão depende, portanto, do grau de risco existente.

- ❑ Mas depende também dos níveis de pressão de cada indivíduo.

- ❑ Há três níveis de pressão alta: leve, moderada e severa.

- ❑ Vamos reproduzir aqui a tabela já apresentada no capítulo 1

Hipertensão

Nível I (leve) – entre 140-159 / 90-99
Nível II (moderado) – entre 160-179 / 100-109
Nível III (severo) – mais de 180/110

Portanto, para se estabelecer qual o tratamento necessário, deve-se, em primeiro lugar, definir o nível de risco (A, B, C) e depois o nível de pressão (I, II, III).

\multicolumn{4}{c}{**Tipo de tratamento de acordo com o risco e o nível da pressão**}			
Risco	Pressão Normal	Pressão Nível I	Pressão Nível II e III
A	Modificar estilo de vida	Modificar estilo de vida	Medicamentos
B	Modificar estilo de vida	Modificar estilo de vida	Medicamentos
C*	Medicamentos	Medicamentos	Medicamentos

* Se há diabetes ou doenças cardiocerebrovasculares, a pressão é tratada mesmo sem estar visivelmente alta.

Mas o que é estilo de vida?

- ❑ É o conjunto de ações e comportamentos que constituem nossa vida. Por exemplo, o estilo de vida de um milionário pode ser mais confortável mas não o melhor em qualidade e longevidade.

- ❑ O melhor estilo de vida é o que mantém o indivíduo em equilíbrio consigo mesmo e com os que o cercam.

- ❑ Pode-se, portanto, dizer que estilo de vida é a organização de todos os setores da vida humana.

Mudanças no estilo de vida

❑ Mudar estilo de vida significa, em primeiro lugar, organizar os vários setores da vida.

❑ Significa ter **vida familiar** organizada.

❑ Significa ter **vida afetiva** organizada.

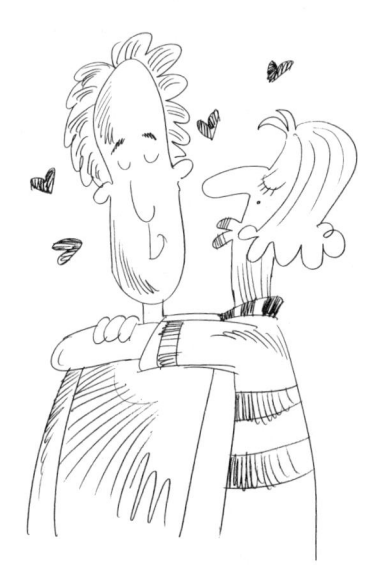

❑ Significa ter **vida profissional** organizada.

❑ Significa ter **vida financeira** organizada.

❑ Significa ter **vida espiritual** organizada.

❑ Significa ter **lazer** organizado.

- ❏ Significa ter o **tempo e a agenda** organizados.
- ❏ Significa ter **alimentação saudável**.
- ❏ Significa fazer **exercícios** regularmente.
- ❏ Significa viver em **meio ambiente saudável**.

Mudanças absolutamente necessárias para hipertensos

- ☑ Perder peso se houver sobrepeso.
- ☑ Limitar a ingestão de álcool.
- ☑ Aumentar a atividade física aeróbica – caminhar 30 a 45 minutos, 5-7 dias por semana.
- ☑ Aumentar a ingestão de potássio, cálcio e magnésio.
- ☑ Reduzir a ingestão de sódio para 2 a 4g por dia.*
- ☑ Parar de fumar.
- ☑ Reduzir a ingestão de gorduras sólidas saturadas e de colesterol.
- ☑ Reduzir o stress.

1g é igual à quantidade de sal que cabe na tampa de uma caneta BIC

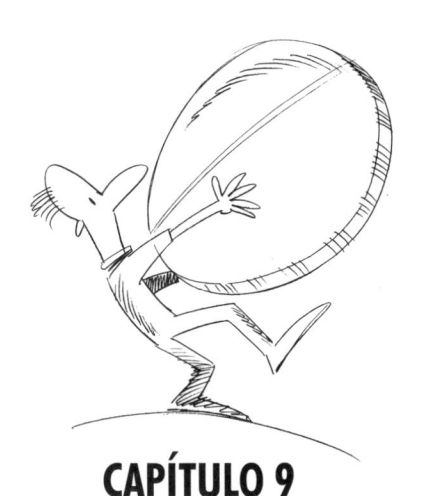

CAPÍTULO 9
Tratando a hipertensão com medicamentos

Como já vimos, hipertensos mais leves, sem fatores de risco como diabetes e sem doenças cardiocerebrovasculares associadas, são tratados sem medicamentos.

No entanto, quando os níveis de pressão são mais altos, e existem outros fatores de risco (diabetes, colesterol elevado, idade acima de 60, fumo), o uso de medicamentos é necessário.

Existem inúmeras drogas e associação delas para o tratamento da hipertensão. Neste capítulo, vamos fazer uma revisão, simplificando este assunto aparentemente complexo.

Tomando a decisão

❏ Ao descobrir-se hipertenso, você não deve ter reações negativas de depressão, mas, ao contrário, deve tomar a decisão de que é chegada a hora de tornar-se um indivíduo mais sadio.

❏ Muitas vidas já foram salvas pela decisão correta de mudar de vida e iniciar uma nova fase.

❏ Em compensação, muitos já morreram precocemente por não prestar atenção aos avisos de seu corpo.

❏ Para viver muito e tornar-se um desses velhinhos saudáveis de 80 anos que você encontra todo o dia por aí, só tem duas formas: ter sorte ou tomar os cuidados necessários.

❏ Sugiro que você não confie tanto na sorte. É mais garantido apostar na megasena acumulada.

❏ Confie mais na sua capacidade de cuidar de sua saúde. Você terá mais sucesso na busca da longevidade.

❏ E ainda, como bônus, você será mais feliz, pois saúde e felicidade são a mesma coisa.

❏ Apesar disso, você ficaria surpreso com o número de hipertensos que não trata adequadamente a sua pressão.

❑ Mais da metade esquece de tomar os medicamentos ou, simplesmente, decide abandoná-los.

Tomei a decisão: vou me tratar!

❑ Decisão tomada, é só começar!

❑ Seu médico, provavelmente, iniciará com uma droga única, para testar a resposta ao tratamento.

❑ Se não houver normalização da pressão, ele provavelmente mudará de droga após o primeiro mês de tratamento.

❑ Se mesmo assim não houver resposta favorável, ele passará a associar duas ou mais drogas.

❑ Durante todo o tempo de definição do seu medicamento ideal, sua participação é importante: medindo a pressão com freqüência, anotando dia, hora e resultado e mostrando ao médico na próxima consulta.

❑ Esteja atento também a reações desfavoráveis que as drogas podem produzir. Observe-se atentamente, principalmente nos primeiros dias.

❑ Pergunte ao seu médico ao receber a receita quais são os efeitos colaterais que podem ser esperados.

❑ As consultas serão mais freqüentes nas primeiras semanas.

- Depois que você aprender a lidar com sua pressão, verá o seu médico mais raramente.

- Mas a revisão anual é necessária para confirmar o sucesso em controlar sua pressão, e a ausência de outras alterações nos órgãos vulneráveis (coração, cérebro, rins e artérias).

- O colesterol elevado e a glicose muito alta no sangue (prenúncio de diabetes) são os maiores inimigos do hipertenso.

- Se você estiver neste grupo, medicamentos serão necessários para tratar o diabetes e baixar o colesterol.

Medicamentos anti-hipertensivos
Diuréticos tiazídicos

(Nomes químicos mais comuns: hidroclorotiazida, clortalidona, ciclopentatiazida, indapamida, bendrofluazida)

- Agem dilatando os vasos e aumentando ligeiramente a eliminação de urina, o que reduz o volume de líquido circulante e a pressão arterial.

- São prescritos em doses baixas para obter melhor efeito e evitar o diabetes e o aumento do ácido úrico (gota).

- Doses muito altas podem reduzir o potássio no sangue, a potência sexual, e aumentar o colesterol.

Betabloqueadores

(Nomes químicos: atenolol, ismolol, metoprolol, nadolol, pindolol, sotalol, timolol)

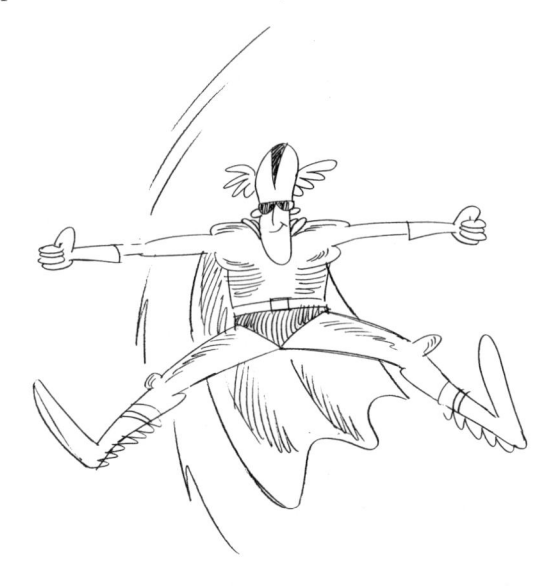

- ❑ Funcionam bloqueando a ação da **adrenalina e noradrenalina**, os dois hormônios responsáveis pelo nosso sistema adrenérgico, que nos preparam para a fuga ou para a luta em situações de emergência.

- ❑ São eles também que aceleram a freqüência do coração quando nos assustamos; eles abrem alguns vasos sangüíneos enquanto fecham outros, regulando assim o fluxo para os órgãos vitais.

- ❑ Aumentam a contração do coração, fazendo subir a pressão arterial.

- Os betabloqueadores poupam o coração, baixando a freqüência dos batimentos, reduzindo a força de contração e a pressão arterial.

- Mas eles também estreitam as vias aéreas do pulmão, causando um chiado na respiração chamado "broncoespasmo". Por isso eles não podem ser usados por asmáticos.

- Podem também esfriar as mãos e os pés, reduzir a força muscular e interferir sobre a potência sexual.

- Porém os betabloqueadores mais recentes têm ação mais seletiva sobre o coração e têm menos efeitos colaterais.

- São muito usados se há, além da hipertensão, isquemia do músculo cardíaco, com ou sem angina.

Bloqueadores do canal de cálcio

(Nomes químicos mais comuns: amlodipina, diltiazem, nifedipina, verapamil, micardipina, isradipina)

- São chamados também antagonistas de cálcio.

- Agem bloqueando a ação contrátil do cálcio sobre a musculatura das arteríolas, que são os vasos responsáveis pelo aumento da pressão ao se estreitarem.

- Agem portanto provocando dilatação dos vasos, o que normaliza a pressão.

- O inconveniente é que há dilatação também dos vasos cerebrais (o que pode ocasionar dores de cabeça), do rosto (causando rubor e calor) e das pernas (inchaço nos tornozelos).

- A amlodipina de uso mais recente tem poucos efeitos colaterais, mas ainda provoca o inchaço dos pés.

- Apesar destes inconvenientes, os antagonistas de cálcio são bons medicamentos para prevenir ataques cardíacos e derrames cerebrais, porque baixam a pressão arterial.

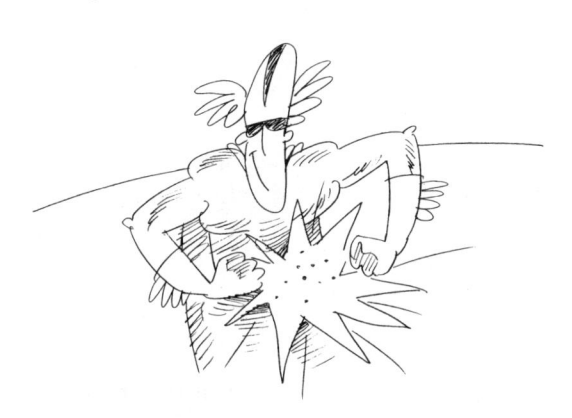

Inibidores da enzima conversora da angiotensina (ECA)

(Nomes químicos mais comuns: captopril, cizalapril, enalapril, fosinopril, lisinopril, ramipril)

- Agem impedindo a ativação do hormônio angiotensina II, que provoca a contração dos vasos sangüíneos.

- Os inibidores da ECA fazem dilatação dos vasos e queda da pressão arterial.

- Têm também efeito protetor sobre os rins de hipertensos e diabéticos.

- Quando o coração tem dificuldades de bombear o sangue por dificuldades na sua contração, os inibidores da ECA são de grande valia, pois dilatam os vasos e reduzem o trabalho do coração, que passa a bombear contra resistências menores.

- O cuidado está, ao se iniciar o tratamento, em controlar a pressão arterial, que pode cair muito rápido, principalmente se já se faz uso de diuréticos.

- O efeito colateral mais comum é o surgimento de uma tosse seca em 20% das mulheres e 10% dos homens, que só desaparece com a interrupção do medicamento.

Antagonistas do receptor da angiotensina

(Nomes químicos mais comuns: losartan, irbesartan, valsartan, candersartan)

- Agem de forma semelhante aos inibidores da ECA, porém, em vez de bloquear a produção de angiotensina II, um potente vasoconstritor, inibem sua ação, bloqueando os pontos onde ela iria atuar (receptores).

- Têm efeito mais seletivo sobre a pressão arterial e não provocam tosse.

- São muito úteis quando há doença cardíaca ou renal associada.

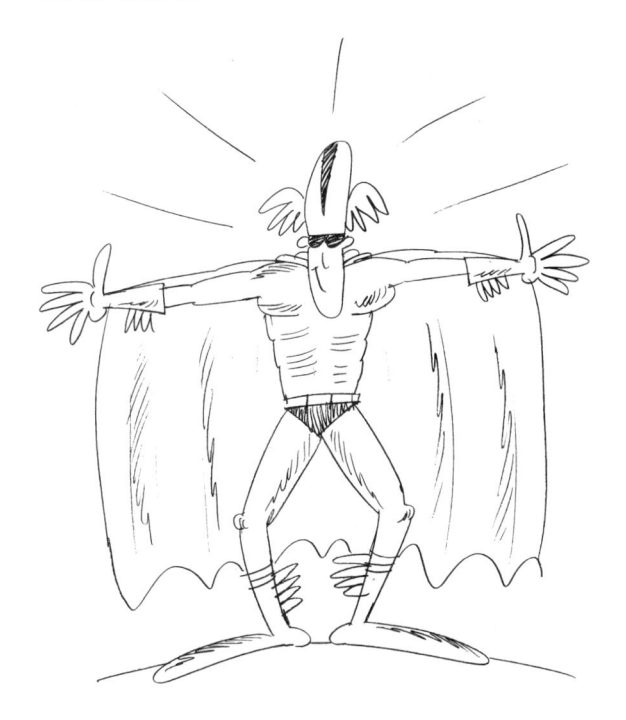

Alfabloqueadores

(Nomes químicos mais comuns: doxazosina, terazosina, fenoxibenzamina, fentolamina, prazosina)

- Bloqueiam a ação da adrenalina sobre a musculatura dos vasos, que aumenta a pressão arterial através do seu estreitamento.

- Também relaxam a bexiga, o que é muito útil para idosos com próstata aumentada.

A escolha do remédio para tratar a "sua" hipertensão.

Iniciando o tratamento

- A primeira escolha é um **diurético**, geralmente hidroclorotiazida.

- Outra possibilidade é usar um **betabloqueador**.

- Se ocorrem crises de angina (dor no peito), recomenda-se o uso de betabloqueadores.

- Se houver diabetes já diagnosticada, a associação de um diurético e de um **inibidor da enzima conversora da angiotensina (ECA)** é favorável.

- Da mesma forma, se houver insuficiência cardíaca, está indicada a associação de diurético com inibidor da enzima conversora da angiotensina (ECA).

- Para hipertensão sistólica indica-se, principalmente nos idosos, diuréticos e **antagonistas de cálcio**.

- Em pacientes com infarto do miocárdio prévio usa-se betabloqueadores e, se houver insuficiência cardíaca, inibidores da ECA.

- Quando há enxaqueca associada à hipertensão, usa-se betabloqueadores.

- Em pacientes com insuficiência renal recomenda-se inibidores da ECA.

- Normalmente, 1 comprimido ao dia é suficiente para tratar a hipertensão de metade dos hipertensos.

- A outra metade terá que fazer uso de associação de remédios.

- Em torno de 10% necessitam 3 remédios ou mais em associação.

- Para facilitar, os medicamentos, em geral, podem ser tomados juntos no mesmo horário. Fale com seu médico.

- É preferível tomar 2 ou 3 medicamentos em doses mais baixas do que um único em altas doses.

- Há muitos antagonistas de cálcio e betabloqueadores que já são produzidos com uma dose pequena de diurético tiazídico no mesmo comprimido, o que pode facilitar o tratamento.

- Os medicamentos modernos têm duração de ação de 24 horas. O uso de drogas 3 vezes por dia caiu de moda pelas dificuldades naturais.

Tudo isso pode parecer muito confuso. Mas não se preocupe, porque seu médico saberá qual o remédio mais indicado para sua situação.

> Mas você deve fazer a sua parte: tome os medicamentos regularmente. Não interrompa o tratamento sem falar com seu médico.

Para tirar melhor proveito dos medicamentos em uso

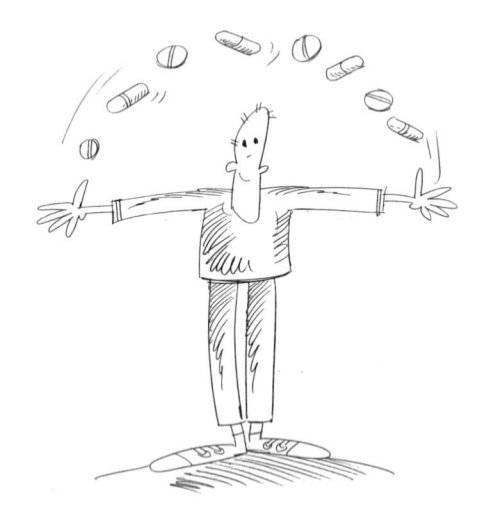

- ❏ Não tome remédio algum sem ordem médica.

- ❏ A receita anterior pode ser repetida se houver ordem explícita.

- ❏ Só inicie ou abandone um medicamento após falar com seu médico.

- ❏ Não tome remédios em jejum, a não ser que tenha sido esta a orientação recebida.

- Se os medicamentos lhe provocam náusea ou enjôo, em primeiro lugar procure descobrir qual deles é o responsável. Em seguida, fale com seu médico, porque se for possível ele o substituirá.

- Mudança do hábito alimentar ou do horário do medicamento pode melhorar a náusea.

- Faça uso de medicamento para o estômago, se seu médico estiver de acordo, para evitar gastrite, azia, úlcera.

- Procure tomar seus medicamentos no mesmo horário, para permitir que seu organismo se adapte a eles.

- Praticamente todos os remédios podem ter efeitos indesejados. Normalmente, eles estão listados na bula. Esclareça com seu médico.

- Tenha paciência com os efeitos colaterais dos remédios. Continue tomando por algum tempo mais, pois, geralmente, o organismo se adapta.

- Não leia a bula se você for do tipo que se impressiona com o que lê.

- Informe-se sobre os medicamentos que está usando. Procure saber qual a sua ação, seus efeitos favoráveis e desfavoráveis.

- Informe-se sobre as interações com outros medicamentos que você toma.

- Remédios quando bem indicados só podem lhe fazer bem. O conceito de que remédios podem piorar a sua vida é antigo e inadequado.

- Mas respeite cada medicamento. Não seja irresponsável no seu uso.

- Mantenha toda e qualquer medicação longe do alcance das crianças.

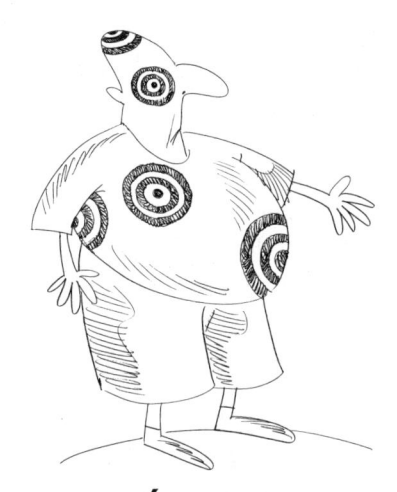

CAPÍTULO 10
Complicações da hipertensão

> Algumas mais sérias, outras menos, as complicações da hipertensão são sempre motivo de preocupação para o hipertenso.
>
> As complicações atingem os órgãos vulneráveis, coração, cérebro, rins e olhos.
>
> O controle eficiente da pressão arterial inibe o aparecimento das complicações.

Complicações cardíacas

❑ Insuficiência cardíaca é a falência do músculo do coração após anos de hipertensão sustentada.

- A insuficiência do lado direito do coração resulta em edema generalizado nos pés e nas pernas, retenção de líquido no abdômen, aumento do fígado e turgência das veias do pescoço.

- A insuficiência do lado esquerdo do coração leva à congestão de líquidos nos pulmões, seguida de falta de ar aos esforços, fadiga, falta de ar ao deitar, além de acordar à noite com a sensação de afogamento.

- A outra complicação cardíaca da hipertensão é a doença das coronárias levando a **angina e infarto**, causados pela deposição de gorduras na parede interna dos vasos (ver adiante).

Tratamento da insuficiência cardíaca

- O tratamento da insuficiência cardíaca é complexo e inclui um conjunto de drogas tomadas simultaneamente ou até o transplante cardíaco em pacientes terminais.

- Sempre o repouso é a primeira medida, seguido da redução da ingestão de sal e líquidos, redução do peso, diuréticos, vasodilatadores etc.

- O tratamento da angina passa pelo uso de vasodilatadores das coronárias (nitratos), que melhoram a oferta de oxigênio para a região servida pela artéria semi-obstruída.

- Também são usados betabloqueadores que reduzem o consumo de oxigênio na mesma região e baixam a pressão, ou antianginosos de vários tipos (antagonistas de cálcio).

- É imperioso normalizar a pressão.

- Em situações agudas ou crônicas pode ser necessária a cirurgia de ponte de safena ou mamária ou a angioplastia.

Termos que você deve conhecer

- *Angina pectoris é a situação em que há dor no meio do peito, atrás do osso chamado esterno, que se irradia para o pescoço e os braços, geralmente relacionada a esforços, emoções e ao frio.*

- *Infarto do miocárdio ocorre quando a angina é provocada pela interrupção prolongada da circulação de sangue em uma artéria coronária, levando à morte progressiva das células daquela região, que deixa de se contrair, estabelecendo-se no local uma cicatriz pelo resto da vida. Como as coronárias principais são três, popularmente se diz que após o terceiro infarto a vida se torna inviável.*

- *Angioplastia com ou sem stent é o procedimento utilizado em situações agudas ou crônicas para desobstruir a coronária através*

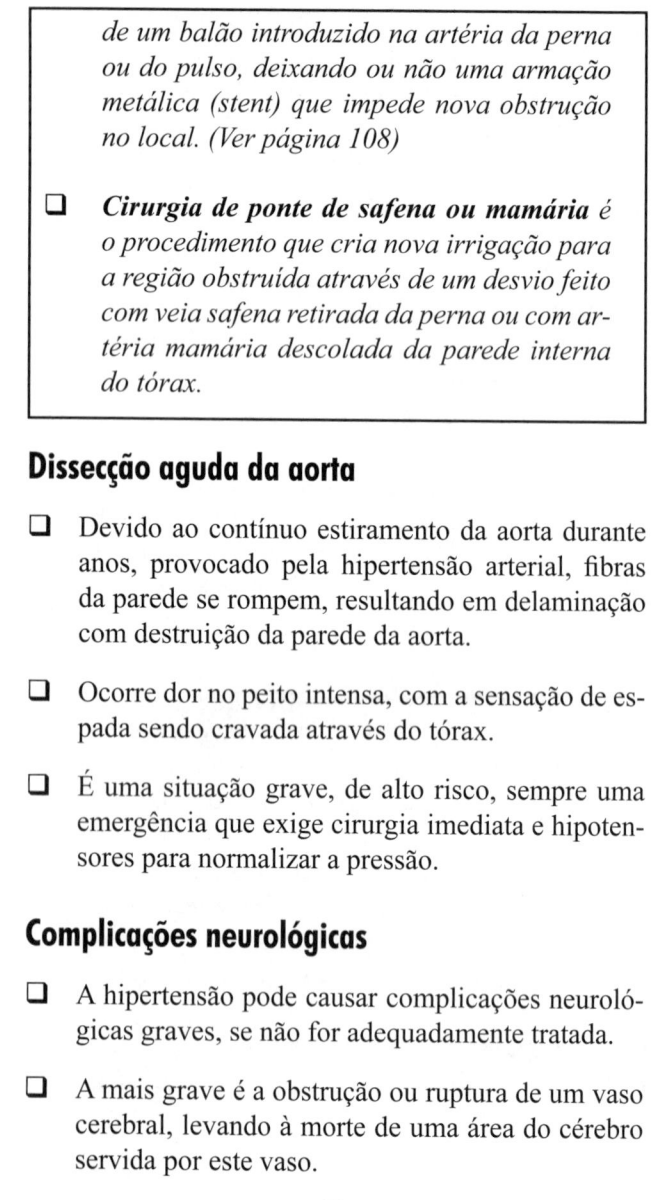

> *de um balão introduzido na artéria da perna ou do pulso, deixando ou não uma armação metálica (stent) que impede nova obstrução no local. (Ver página 108)*
>
> ❑ ***Cirurgia de ponte de safena ou mamária*** *é o procedimento que cria nova irrigação para a região obstruída através de um desvio feito com veia safena retirada da perna ou com artéria mamária descolada da parede interna do tórax.*

Dissecção aguda da aorta

❑ Devido ao contínuo estiramento da aorta durante anos, provocado pela hipertensão arterial, fibras da parede se rompem, resultando em delaminação com destruição da parede da aorta.

❑ Ocorre dor no peito intensa, com a sensação de espada sendo cravada através do tórax.

❑ É uma situação grave, de alto risco, sempre uma emergência que exige cirurgia imediata e hipotensores para normalizar a pressão.

Complicações neurológicas

❑ A hipertensão pode causar complicações neurológicas graves, se não for adequadamente tratada.

❑ A mais grave é a obstrução ou ruptura de um vaso cerebral, levando à morte de uma área do cérebro servida por este vaso.

- Os sintomas e sinais dos **acidentes vasculares cerebrais** dependem da área afetada, mas podem levar à confusão mental, dificuldade de engolir, de falar, de movimentar um lado do corpo e cefaléia.

- Freqüentemente, os acidentes vasculares cerebrais deixam seqüelas por toda a vida.

- Quanto mais precocemente for tratado, baixando a pressão e dissolvendo o coágulo que pode estar impedindo o fluxo cerebral, melhor é a perspectiva de recuperação.

- Hipertensão severa e prolongada leva à **encefalopatia hipertensiva** causada pelo inchaço do cérebro.

- A situação causa tonturas, convulsão e coma.

- O tratamento exige a normalização imediata da pressão.

- Outra complicação é a **retinopatia hipertensiva** causada pela lesão de vasos da retina dos olhos com hemorragia e edema do nervo ótico.

- Visão borrosa e até cegueira são os resultados desta situação.

- As alterações da retina e seus vasos devido à hipertensão são classificados de I a IV com gravidade crescente.

Complicações renais

- A hipertensão severa e prolongada afina as artériolas que levam sangue ao filtro renal, reduzindo sua eficiência e causando insuficiência renal.

- Os sintomas progressivos de insuficiência renal são perda do apetite, náusea, edema, perda de proteína pela urina, fraqueza, vômitos e cefaléia.

- O tratamento é feito com dieta pobre em proteínas, mantendo o balanço de líquidos do organismo.

- A insuficiência renal pode levar à hemodiálise e ao transplante renal.

**Não se assuste com as complicações da hipertensão.
Faça a sua parte.
Mantenha sua pressão controlada.**

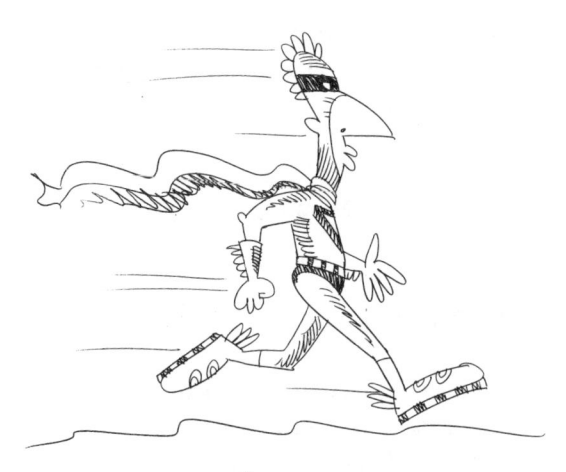

CAPÍTULO 11
Urgências e emergências causadas pela hipertensão

> Situações de urgência e emergência podem ocorrer, levando à necessidade de atendimento imediato.
>
> A urgência é a situação em que o problema pode e deve ser resolvido em algumas horas.
>
> A emergência é a situação em que o problema deve ser resolvido em uma hora.

Crise hipertensiva

❏ É a situação em que a pressão sobe rapidamente, trazendo riscos para os rins, o cérebro e o coração do paciente.

- A crise hipertensiva pode ser dividida em duas categorias: **a urgência hipertensiva** e **a emergência hipertensiva**.

- Há também uma situação ainda mais grave chamada **hipertensão maligna**, que, graças a Deus, é mais rara.

Urgência hipertensiva

- A **urgência hipertensiva** é a situação em que o paciente nada sente, porém sua pressão sistólica está acima de 220mmHg e a diastólica acima de 125, mantendo-se assim após um período de observação.

- Pressão muito elevada sem sintomas pode ser tratada com medicamentos por via oral. Geralmente nifedipina sublingual é suficiente para normalizar a pressão.

- A urgência hipertensiva pode ser resolvida em horas.

Emergência hipertensiva

- A **emergência hipertensiva** requer redução substancial da pressão dentro de 1 hora, para evitar risco de complicações graves e até a morte.

- A pressão diastólica está, nestes casos, acima de 130mmHg; no entanto, os sintomas são intensos e não se correlacionam com os níveis de pressão.

Sintomas mais comuns da crise hipertensiva:

- ☑ Dor de cabeça intensa;
- ☑ Náusea;
- ☑ Vômito;
- ☑ Visão borrada;
- ☑ Dor no peito;
- ☑ Ansiedade;
- ☑ Falta de ar;
- ☑ Formigamento dos braços e pernas;
- ☑ Confusão mental;
- ☑ Hemorragia na retina ocular;
- ☑ Edema de papila ótica.

Quadros clínicos graves que podem ser gerados pelas crises hipertensivas:

Encefalopatia hipertensiva (dor de cabeça intensa, irritabilidade, confusão e alteração do estado mental por espasmo dos vasos cerebrais).

Nefropatia hipertensiva (sangue e proteína na urina, insuficiência renal).

Hemorragia intracraniana (por ruptura de um vaso cerebral).

Dissecção de aorta (ruptura da aorta, que é a artéria principal do corpo humano).

Eclâmpsia e pré-eclâmpsia (elevação da pressão durante a gravidez).

Edema pulmonar (extravasamento de líquido no pulmão por pressão muito elevada).

Angina instável (dor no peito motivada por déficit na oxigenação do músculo cardíaco).

Infarto do miocárdio (perda completa da irrigação de uma área do músculo cardíaco, que termina morrendo).

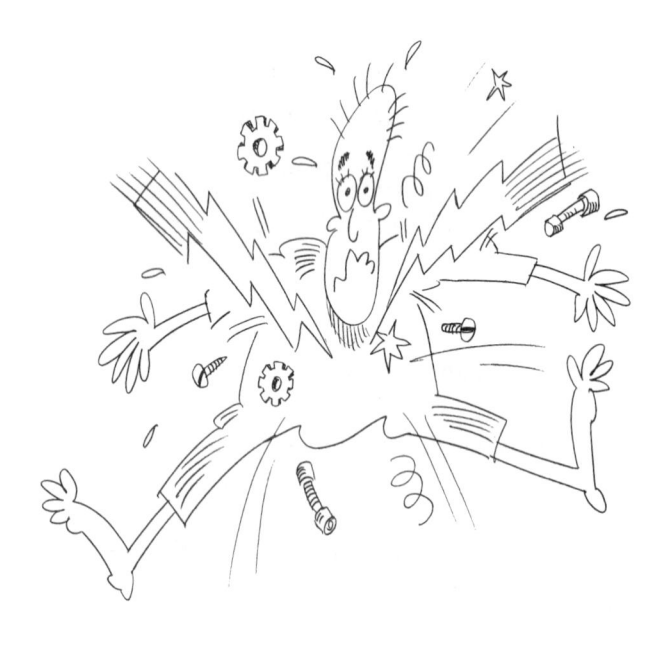

Tratamento

- Medicamentos injetáveis em sala de emergência são absolutamente necessários nas emergências hipertensivas.

- A redução da pressão deve ser progressiva e não abrupta, sob pena de causar dano ao cérebro, rins e coração.

- As drogas injetáveis mais usadas são o nitroprussiato de sódio e a nitroglicerina.

- Após o tratamento da fase aguda, seu médico terá muito cuidado ao reiniciar sua medicação por via oral.

Informação importante para os hipertensos

- ☑ O objetivo deste capítulo é informá-lo sobre as crises hipertensivas e as situações de emergência que podem ocorrer, para que você as evite.

- ☑ No momento em que você detectar sintomas de elevação rápida da pressão, procure logo uma sala de emergência. Quanto mais rápido você chegar, mais fácil será a solução da sua crise hipertensiva.

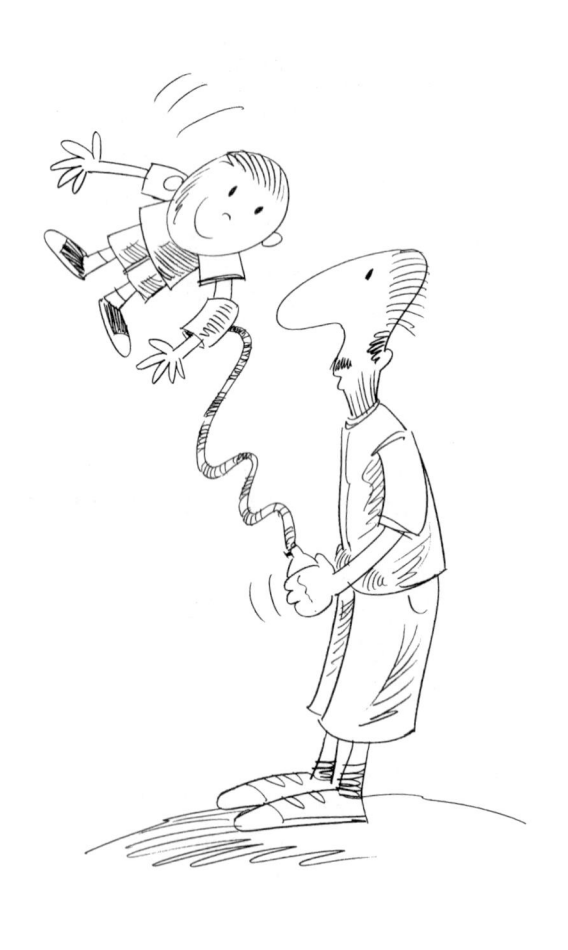

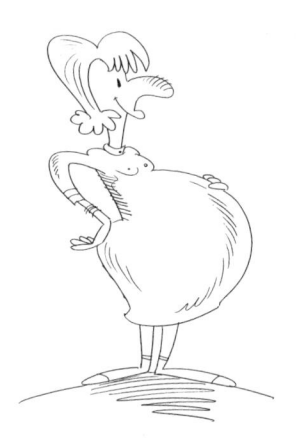

CAPÍTULO 12
Gravidez e hipertensão

> Usualmente, durante a gravidez mantém-se a pressão arterial que já existia antes ou pode ser observada uma pequena queda.
>
> Porém, às vezes, a pressão fica levemente alta ou muito alta durante os últimos meses de gravidez.
>
> Hipertensão arterial pode causar sérios problemas para as grávidas e seus fetos.

Alterações durante uma gravidez normal

❑ Durante uma gravidez normal, o número de células vermelhas e brancas do sangue aumenta, expandindo-se também o volume líquido em 30 a 50%.

- Isso acelera alguns sistemas do organismo, como o sistema renina-angiotensina-aldosterona, responsável pela filtração renal.

- Também aumenta a quantidade de sangue ejetada pelo coração.

- Dilatam-se os pequenos vasos arteriais chamados arteríolas.

- E a pressão arterial costuma cair levemente nos primeiros dois trimestres da gravidez.

- A pressão volta a subir no último trimestre.

Se os sistemas controladores da pressão falham

- A falha de regulação durante a gravidez aumenta a pressão acima de 140/90 já durante o segundo trimestre (20 semanas), permanecendo alta até o final da gestação.

- Outras vezes a pressão sobe durante o trabalho de parto, normalizando após 10 dias.

Hipertensão induzida pela gravidez: pré-eclâmpsia e eclâmpsia

- **Hipertensão induzida pela gravidez** pode tornar-se um sério problema para a mãe e para o feto. Ainda não se conhece o motivo por que ocorre.

- ❏ É chamada **pré-eclâmpsia** quando os níveis chegam a 160/90 ou sobem 30mmHg acima dos limites usuais para a paciente antes da gravidez.

- ❏ Afeta 5% das mulheres na segunda metade da sua primeira gravidez.

- ❏ É menos comum na segunda e terceira gestações, se o pai for o mesmo.

- ❏ Junto com o aumento da pressão ocorre edema no rosto e nas mãos, além do aparecimento de proteína na urina, demonstrando que existem problemas com a filtração renal.

- ❏ Se o quadro se tornar mais grave, a pressão sobe a níveis muito altos (acima de 160/90) e outros sintomas aparecem.

- ❏ A **pré-eclâmpsia** pode tornar-se mais grave e evoluir para **eclâmpsia**, com convulsões desencadeadas por ruídos e estímulos luminosos.

Sintomas e sinais

- ☑ Visão embaralhado.
- ☑ Oscilação do nível de consciência.
- ☑ Dores abdominais.
- ☑ Alteração da função hepática.
- ☑ Redução do volume de urina.
- ☑ Problemas de coagulação.

Tratamento

- ☑ Anti-hipertensivos.
- ☑ Dieta rica em proteína.
- ☑ Repouso no leito em decúbito lateral para evitar compressão de vasos abdominais.
- ☑ Hospitalizaação se o quadro evoluir.
- ☑ Manter o quarto na penumbra e em silêncio.
- ☑ Anticonvulsivantes.

Prevenção

- ☑ Medidas frequentes da pressão arterial.
- ☑ Exame de urina periódico para detectar a presença de proteína.
- ☑ Usar antihipertensivos até dois meses depois do parto.
- ☑ Continuar controlando a pressão pelo resto da vida pois as chances de se tornar hipertensa aumentam.
- ☑ Mas, provavelmente, na próxima gravidez não haverá hipertensão.

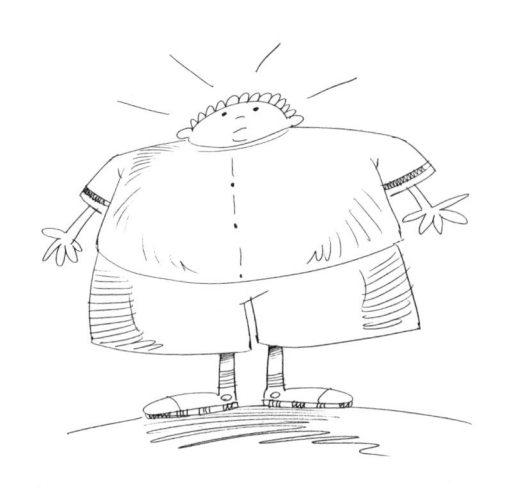

CAPÍTULO 13
Obesidade e hipertensão

Indivíduos obesos têm pressão arterial mais alta do que os magros.

Perder peso ajuda a baixar a pressão.

- Pessoas com excesso de peso têm pressão mais alta, porque têm que queimar as calorias ingeridas em excesso e comem mais sal.

- Para cada quilograma que você perde, sua pressão baixa pelo menos 1mmHg.

- Se você estiver acima de seu peso e levemente hipertenso, provavelmente sua pressão normalizará já ao perder os quilos em excesso.

❏ O **índice de massa corporal** é o mecanismo de aferição do peso. Através dele você sabe se está acima do seu peso ideal e quanto.

Fórmula do índice de massa corpórea

$$IMC = \frac{PESO}{ALTURA^2}$$

Exemplo: Sr. João da Silva
Peso: 78kg
Altura: 1,70m X 1,70m = 2,89m²
IMC: 78kg ÷ 2,89m²
IMC: 26,98m²

Tabela do índice de massa corpórea	
RESULTADOS	SIGNIFICADO
Menor que 20	Abaixo do peso
Entre 20 e 25	Peso normal
Entre 25 e 30	Sobrepeso
Entre 30 e 40	Obesidade
Maior que 40	Obesidade mórbida

Veja que o resultado do IMC do Sr. João da Silva está dentro do grupo de pessoas com sobrepeso.

Calcule aqui mesmo seu IMC

$$IMC = \frac{Peso = \_\_\_ kg}{Altura = \quad m} \qquad IMC \text{ ----------- } kg/m^2$$

- A perda de peso é o método mais eficaz de reduzir a pressão arterial.

- Cada indivíduo tem sua própria forma de emagrecer. Os componentes mais importantes são a decisão e a vontade.

- É óbvio que reduzindo o consumo de bebidas alcoólicas, reduzindo o sal e aumentando o exercício físico, sua tarefa de perder peso fica facilitada.

- Há pelo menos 3 dietas mais conhecidas hoje: dieta de Atkins, Ornish e Southbeach.

Dieta de Atkins

- Apesar de controversa, a dieta de Atkins baseia-se no princípio de que ingerindo carboidratos aumenta-se excessivamente a produção de insulina, o que provoca a completa absorção dos alimentos.

- A dieta de Atkins suprime açúcar, álcool, massas, frutas, doces, pães, cereais e grãos como arroz, feijão, ervilha etc.

- Alimentos permitidos são vegetais, tomate, cebola, queijos, ovos e principalmente proteínas da carne.

- A perda de peso é rápida, pois o organismo, na falta de carboidratos, começa a usar as gorduras depositadas.

❏ Algumas pessoas apresentam elevação do colesterol durante a dieta, o que deve ser acompanhado pelo seu médico.

❏ Quem é habituado a doces e outros carboidratos tem mais dificuldade de utilizar esta dieta.

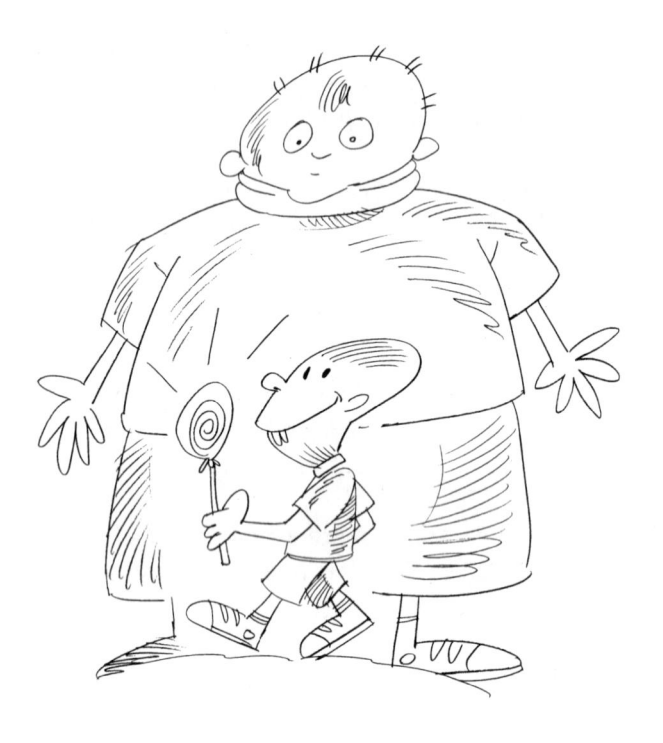

❏ Depois de atingido o peso ideal, a manutenção é feita liberando-se parcialmente os carboidratos.

Dieta de Ornish

- O Dr. Dean Ornish propõe a perda de peso e uma vida saudável reduzindo-se a ingestão de gorduras de todo o tipo.

- Baseia-se na eliminação quase completa das carnes vermelhas e até brancas, ovos, margarinas e óleos vegetais, manteiga.

- É dieta praticamente vegetariana de baixo teor de gordura.

- Claras de ovos e laticínios com baixo teor de gordura são aceitáveis.

- É dieta favorável à redução do colesterol, dos triglicerídios, da pressão arterial. Também facilita o controle do diabetes.

- O Dr. Ornish propõe além da dieta um programa de vida saudável com exercícios físicos e mecanismos de redução do stress que incluem meditação e mudanças do estilo de vida.

Dieta de Southbeach

- Usa os critérios de Atkins para os primeiros 15 dias, quando uma queda de 3 a 4kg é esperada.

- Depois evolui em fases, permitindo a introdução progressiva de carboidratos complexos da preferência do paciente.

- Faz distinção entre proibir carboidratos simples, como o açúcar, a batata, as massas refinadas como a das pizzas, e permitir os carboidratos complexos existentes nos grãos integrais, nas castanhas, nas farinhas integrais.

- Também limita a ingestão de gorduras, ao contrário da dieta de Atkins.

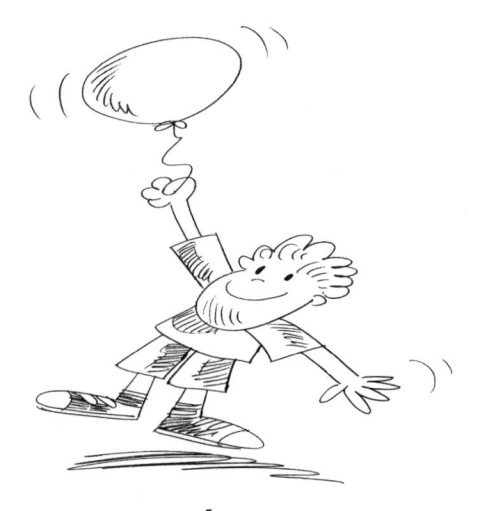

CAPÍTULO 14
Hipertensão arterial na criança

> **A hipertensão pode ocorrer na infância.**
> **Os pais e educadores devem lembrar deste fato.**
>
> **É difícil detectá-la nos primeiros anos de vida.**
>
> **Medir a pressão arterial das crianças anualmente após os 3 anos é uma recomendação saudável.**

- ❏ Quando não há sintomas, a hipertensão da criança é, em geral, **primária**, ou seja, não pode ser definida uma causa.

- ❏ Quando crianças ou adolescentes apresentam sintomas de hipertensão (dor de cabeça, palpitação cansaço etc.) deve-se investigar sempre outras causas **secundárias** para hipertensão, como doença renal, coarctação (estreitamento da aorta).

❑ Pais com rins policísticos com gene dominante terão 50% dos seus filhos com a mesma doença.

❑ Hipertensão na criança é doença rara e geralmente devida a doenças renais importantes.

❑ Crianças podem ser hipertensas por outras razões, como a **obesidade e a genética**.

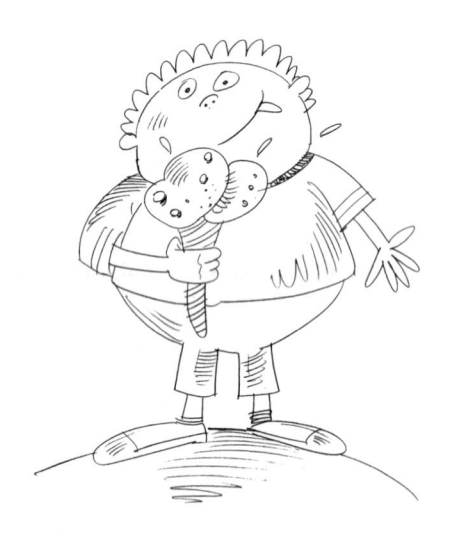

❑ Se você é hipertenso, há chances de que seus filhos também se tornem, principalmente se forem obesos.

- Comece a educá-los desde cedo para que não engordem e comam pouco sal.

- Filho de hipertenso não deve aprender a comer batata frita e outros salgadinhos.

- As **medidas normais** para a criança são diferentes das dos adultos. Você deve perguntar os valores normais para seu filho ao pediatra dele.

- A **medida da pressão** deve obedecer às mesmas regras descritas para os adultos, utilizando-se braçadeiras menores e tendo o cuidado de identificar a pressão diastólica com a redução ou desaparecimento dos ruídos.

- Em crianças muito pequenas pode haver dificuldades de audição dos sons, quase imperceptíveis. Neste caso o melhor é utilizar aparelhos mais sofisticado.

- A **determinação da pressão** sistólica da criança é mais facilmente obtida pela palpação da artéria do braço, inflando a braçadeira até desaparecer o pulso, e soltando-o lentamente até que os pulsos reapareçam: esta é a pressão sistólica. A diastólica não pode ser determinada por este método.

- **Pulsos das pernas e dos pés ausentes ou menos palpáveis** indicam provavelmente a presença de coarctação da aorta, uma doença que exige tratamento imediato com cirurgia ou implante de um *stent*.

- **Coarctação da aorta** é o estreitamento na maior artéria do corpo humano. Os pulsos dos pés ficam diminuídos ou ausentes.

- O **tratamento da hipertensão** na criança é geralmente não-medicamentoso e inclui exercício, controle do peso e restrição de sal.

- Tratar com **medicamentos** a pressão da criança é a exceção. Quando isso é necessário, inicia-se com dose mínimas.

- O tratamento da causa secundária é o maior objetivo.

Termos que você deve conhecer

Stent *é uma armação metálica em forma de tubo expansível que é introduzida nas artérias semi-obstruídas, visando a dilatá-las e mantê-las abertas. Os mais comuns são os stents coronarianos e stents aórticos.*

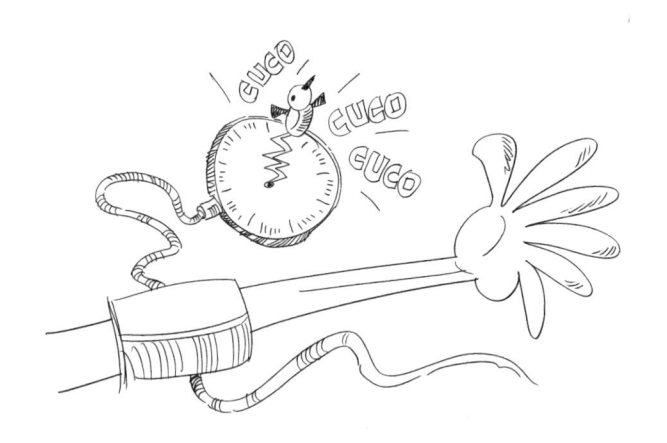

CAPÍTULO 15
Hipertensão arterial no idoso

> **A pressão arterial apresenta clara tendência a elevar-se após os 60 anos.**
>
> **Mais comumente, a primeira elevação detectada é da pressão sistólica, também chamada de pressão máxima.**

- ❑ A razão mais conhecida para esta elevação da pressão é o endurecimento progressivo das artérias, que perdem sua elasticidade e deixam de "amortecer" a onda de pulso, transmitindo-a com mais intensidade.

- ❑ O tratamento da hipertensão no idoso utiliza os mesmos princípios das outras idades.

- O tratamento no idoso é feito com diuréticos **tiazídicos e antagonistas de cálcio**.

- Inibidores da ECA e betabloqueadores parecem ser menos eficientes no idoso.

- Também no idoso hipertenso a associação com diabetes é muito comum, o que agrava o prognóstico da hipertensão.

- Associação com diabetes e artrite exige programas terapêuticos mais complexos. Fale com seu médico.

- O controle da pressão com medicamentos previne com sucesso os acidentes vasculares cerebrais.

- O exercício físico iniciado já na juventude e mantido como rotina por toda a vida evita o endurecimento arterial.

- Da mesma forma, a dieta pobre em gorduras saturadas com colesterol normal previne a aterosclerose, que, em última análise, é o endurecimento arterial.

Termos que você deve conhecer:

- *Gordura saturada: são saturadas as gorduras sólidas animais como o toucinho, a gordura branca ou amarela do boi, do carneiro etc. São saturadas as gorduras sólidas que vemos a olho nu na comida ou que solidifiquem ao esfriar.*

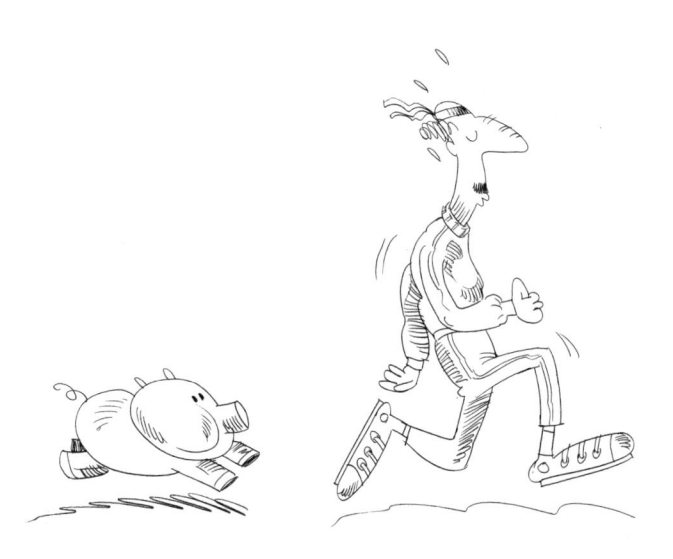

❑ **_Colesterol:_** *trata-se de uma substância química que normalmente é produzida pelo fígado. Pode ser ingerido pela alimentação, através de produtos de animais que também o produzam. Não existe em vegetais. Sua elevação no sangue é grande responsável hoje pela aterosclerose, ou seja, a obstrução das artérias por gordura.*

Seu limite normal: 200mg% (mas quanto mais baixo melhor).

❑ ***HDL:*** *é a porção do colesterol composto de moléculas mais pesadas (High Density Lipoproteins). É também chamado bom colesterol, pois entra para a circulação e capta outras moléculas de gordura, levando-as ao fígado para serem desmanchadas. É o colesterol-faxineiro, que todos nós precisamos que seja alto no sangue.*

Seus limites: para os homens, acima de 45mg%, para as mulheres, acima de 55mg%.

❑ ***LDL:*** *é a parte do colesterol composta de moléculas mais leves (Low Density Lipoproteins) e que se deposita nos vasos, participando do processo de aterosclerose das artérias.*

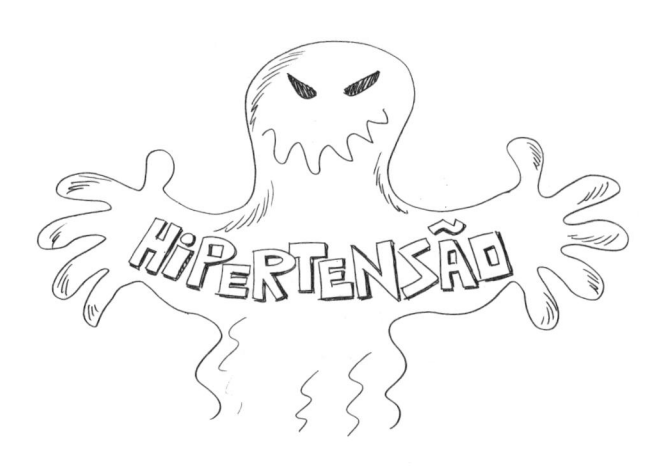

CAPÍTULO 16
Fatos e mitos sobre hipertensão

1 – Não importa o que eu faça, serei hipertenso por toda a vida.

Isso geralmente é verdade. Os hipertensos assumem esta condição quase definitivamente, pois ao suspender a medicação voltam a tornar-se hipertensos. No entanto, há um grupo de pessoas que se tornam, temporariamente, hipertensas ao engordar demasiadamente ou ao viver momentos angustiantes. Ao emagrecer ou superar os motivos da angústia, a pressão volta ao normal.

2 – Quando o diagnóstico de hipertensão é feito, não há como impedir a evolução das complicações.

Errado. Indivíduos hipertensos podem viver normalmente, sem complicações, se tratarem adequadamente sua hipertensão.

3 – O uso do sal sempre leva à hipertensão.

Errado. O sal é um importante colaborador e culpado pela elevação da pressão. Indivíduos hipertensos sentem menos gosto de sal e terminam por usá-lo mais fartamente. O uso do sal provoca o aumento do volume sangüíneo através da retenção de líquido e, em conseqüência o aumento da pressão. Mas é óbvio que o indivíduo deve ter as características do hipertenso, com alguma dificuldade de eliminação de líquidos em excesso e tendência à vasoconstrição.

4 – Os hipertensos têm o dobro de chances de ter um acidente vascular cerebral e 50% mais infartos.

Correto. Esta é a dura realidade.

5 – Posso interromper meu tratamento a qualquer momento?

Não. Você verá a pressão elevar-se novamente e estará de novo sob risco. Só interrompa após falar com seu médico.

6 – Posso mudar de medicação sem orientação médica?

De jeito nenhum. A automedicação poderá ser um desastre. Se alguém lhe indicar um remédio "fabuloso" não significa que fará bem para você. Consulte seu médico.

7 – Como sou hipertenso, terei sempre uma má qualidade de vida.

Errado. Posso ser hipertenso, tomar medicação e ter uma vida absolutamente normal.

8 – Não se conhece as causas da hipertensão.

Errado. Hoje sabemos que a hipertensão se origina da interação de vários fatores distintos como a genética, o estilo de vida, o stress, o consumo de sal, a obesidade, a ingestão de álcool e, em pequeno grupo, a doença dos rins. Mas não temos ainda uma explicação definitiva dos mecanismos através dos quais estes fatores atuam na elevação da pressão.

9 – Posso ser hipertenso sem saber?

Mais de um terço dos hipertensos desconhece sua hipertensão. Este é o maior risco desta doença, que pode durante anos provocar alterações sérias sobre o organismo sem sintoma algum.

10 – Eu consigo saber quando estou com a pressão alta.

Isso é incomum. Mas há indivíduos que na menor elevação da pressão já têm sintomas de dor de cabeça e tonturas.

11 – Ninguém precisa preocupar-se em medir a pressão em casa.

Errado. Hoje, cada vez mais surgem equipamentos digitais acessíveis e simples, o que vem facilitando a medida da pressão.

12 – Durante a gravidez, minha pressão subiu. Tenho mais chances de me tornar hipertensa?

Sim. Pacientes que tiveram pré-eclâmpsia na gravidez, ou simplesmente viram sua pressão elevar-se acima do normal, podem vir a tornar-se hipertensas, principalmente se ganharem peso e forem sedentárias.

Sites sobre hipertensão arterial

- **www.americanheart.org** – Site em inglês com inúmeras informações sobre como comprar equipamentos de medida da pressão, dietas para hipertensos, o que causa a hipertensão, etc. Tipicamente desenhado pela American Heart Association para os pacientes.

- **www.ama-assn.org** – Analisa os níveis de hipertensão e as drogas anti-hipertensivas. É de responsabilidade da American Medical Association.

- **www.mayohealth.org** – É o site da Clínica Mayo, com conteúdo muito valioso para hipertensos, inclusive as diretrizes no tratamento da hipertensão.

- **www.cardiol.br** – Site da Sociedade Brasileira de Cardiologia (SBC) – Traz informações sobre prevenção e cuidados.

- **www.bibliomed.com.br/PRESENTATIONS** – Traz notícias médicas, artigos e publicações de saúde e ciências.

- **www.uel.br\projetos\hipertensao** – Hipertensão Arterial – Projeto de equipe interdisciplinar que tem como objetivo a prevenção e o controle da hipertensão arterial com servidores da Universidade Estadual de Londrina/PR.

- **www.sbh.org.br** – Sociedade Brasileira de Hipertensão – SBH – Dedica-se à compreensão, prevenção e controle da hipertensão arterial e das doenças cardiovasculares na população brasileira. Últimas notícias e novidades sobre o assunto.

- **www.orientacoesmedicas.com.br/hipertensaoarterial.asp** – Fonte: III CONSENSO BRASILEIRO DE HIPERTENSÃO ARTERIAL – Sociedade Brasileira de Hipertensão – Sociedade Brasileira de Cardiologia – Sociedade Brasileira de Nefrologia.

- **www.abeso.org.br** – Trata sobre os cuidados com a obesidade.

Dr. Fernando Lucchese é cirurgião cardiovascular, diretor do Hospital São Francisco de Cardiologia da Santa Casa de Porto Alegre. Como médico e pesquisador tem mais de duzentos artigos científicos e dois livros técnicos publicados. Como divulgador de temas de saúde para a população, publicou outros seis livros, entre os quais se destacam *Pílulas para viver melhor*, com mais de 200 mil exemplares vendidos e a série Desembarcando com outros títulos já publicados: *Desembarcando o Diabetes* e *Desembarcando o Sedentarismo*.

Dr. Lucchese acredita com convicção que salva mais vidas escrevendo livros, fazendo palestras e participando de programas de rádio e TV, do que na sua sala de cirurgia ou consultório, onde inevitavelmente é limitado pelo espaço e pelo tempo.

Coleção L&PM POCKET (LANÇAMENTOS MAIS RECENTES)

242. **A metamorfose** – Franz Kafka
243. **A flecha de ouro** – Joseph Conrad
244. **A ilha do tesouro** – R. L. Stevenson
245. **Marx - Vida & Obra** – José A. Giannotti
246. **Gênesis**
247. **Unidos para sempre** – Ruth Rendell
248. **A arte de amar** – Ovídio
249. **O sono eterno** – Raymond Chandler
250. **Novas receitas do Anonymus Gourmet** – J.A.P.M.
251. **A nova catacumba** – Arthur Conan Doyle
252. **Dr. Negro** – Arthur Conan Doyle
253. **Os voluntários** – Moacyr Scliar
254. **A bela adormecida** – Irmãos Grimm
255. **O príncipe sapo** – Irmãos Grimm
256. **Confissões** *e* **Memórias** – H. Heine
257. **Viva o Alegrete** – Sergio Faraco
258. **Vou estar esperando** – R. Chandler
259. **A senhora Beate e seu filho** – Schnitzler
260. **O ovo apunhalado** – Caio Fernando Abreu
261. **O ciclo das águas** – Moacyr Scliar
262. **Millôr Definitivo** – Millôr Fernandes
264. **Viagem ao centro da Terra** – Júlio Verne
265. **A dama do lago** – Raymond Chandler
266. **Caninos brancos** – Jack London
267. **O médico e o monstro** – R. L. Stevenson
268. **A tempestade** – William Shakespeare
269. **Assassinatos na rua Morgue** – E. Allan Poe
270. **99 corruíras nanicas** – Dalton Trevisan
271. **Broquéis** – Cruz e Sousa
272. **Mês de cães danados** – Moacyr Scliar
273. **Anarquistas – vol. 1 – A idéia** – G.Woodcock
274. **Anarquistas – vol. 2 – O movimento** – G.Woodcock
275. **Pai e filho, filho e pai** – Moacyr Scliar
276. **As aventuras de Tom Sawyer** – Mark Twain
277. **Muito barulho por nada** – W. Shakespeare
278. **Elogio da loucura** – Erasmo
279. **Autobiografia de Alice B. Toklas** – G. Stein
280. **O chamado da floresta** – J. London
281. **Uma agulha para o diabo** – Ruth Rendell
282. **Verdes vales do fim do mundo** – A. Bivar
283. **Ovelhas negras** – Caio Fernando Abreu
284. **O fantasma de Canterville** – O. Wilde
285. **Receitas de Yayá Ribeiro** – Celia Ribeiro
286. **A galinha degolada** – H. Quiroga
287. **O último adeus de Sherlock Holmes** – A. Conan Doyle
288. **A. Gourmet** *em* **Histórias de cama & mesa** – J. A. Pinheiro Machado
289. **Topless** – Martha Medeiros
290. **Mais receitas do Anonymus Gourmet** – J. A. Pinheiro Machado
291. **Origens do discurso democrático** – D. Schüler
292. **Humor politicamente incorreto** – Nani
293. **O teatro do bem e do mal** – E. Galeano
294. **Garibaldi & Manoela** – J. Guimarães
295. **10 dias que abalaram o mundo** – John Reed
296. **Numa fria** – Bukowski
297. **Poesia de Florbela Espanca** vol. 1
298. **Poesia de Florbela Espanca** vol. 2
299. **Escreva certo** – E. Oliveira e M. E. Bernd
300. **O vermelho e o negro** – Stendhal
301. **Ecce homo** – Friedrich Nietzsche
302. (7).**Comer bem, sem culpa** – Dr. Fernando Lucchese, A. Gourmet e Iotti
303. **O livro de Cesário Verde** – Cesário Verde
304. **100 receitas de macarrão** – S. Lancellotti
306. **160 receitas de molhos** – S. Lancellotti
307. **100 receitas light** – H. e Â. Tonetto
308. **100 receitas de sobremesas** – Celia Ribeiro
309. **Mais de 100 dicas de churrasco** – Leon Diziekaniak
310. **100 receitas de acompanhamentos** – C. Cabeda
311. **Honra ou vendetta** – S. Lancellotti
312. **A alma do homem sob o socialismo** – Oscar Wilde
313. **Tudo sobre Yôga** – Mestre De Rose
314. **Os varões assinalados** – Tabajara Ruas
315. **Édipo em Colono** – Sófocles
316. **Lisístrata** – Aristófanes / trad. Millôr
317. **Sonhos de Bunker Hill** – John Fante
318. **Os deuses de Raquel** – Moacyr Scliar
319. **O colosso de Marússia** – Henry Miller
320. **As eruditas** – Molière / trad. Millôr
321. **Radicis 1** – Iotti
322. **Os Sete contra Tebas** – Ésquilo
323. **Brasil Terra à vista** – Eduardo Bueno
324. **Radicis 2** – Iotti
325. **Júlio César** – William Shakespeare
326. **A carta de Pero Vaz de Caminha**
327. **Cozinha Clássica** – Sílvio Lancellotti
328. **Madame Bovary** – Gustave Flaubert
329. **Dicionário do viajante insólito** – M. Scliar
330. **O capitão saiu para o almoço...** – Bukowski
331. **A carta roubada** – Edgar Allan Poe
332. **É tarde para saber** – Josué Guimarães
333. **O livro de bolso da Astrologia** – Maggy Harrisonx e Mellina Li
334. **1933 foi um ano ruim** – John Fante
335. **100 receitas de arroz** – Aninha Comas
336. **Guia prático do Português correto – vol. 1** – Cláudio Moreno
337. **Bartleby, o escriturário** – H. Melville
338. **Enterrem meu coração na curva do rio** – Dee Brown
339. **Um conto de Natal** – Charles Dickens
340. **Cozinha sem segredos** – J. A. P. Machado
341. **A dama das Camélias** – A. Dumas Filho
342. **Alimentação saudável** – H. e Â. Tonetto
343. **Continhos galantes** – Dalton Trevisan
344. **A Divina Comédia** – Dante Alighieri
345. **A Dupla Sertanojo** – Santiago
346. **Cavalos do amanhecer** – Mario Arregui
347. **Biografia de Vincent van Gogh por sua cunhada** – Jo van Gogh-Bonger
348. **Radicis 3** – Iotti
349. **Nada de novo no front** – E. M. Remarque
350. **A hora dos assassinos** – Henry Miller
351. **Flush – Memórias de um cão** – Virginia Woolf
352. **A guerra no Bom Fim** – M. Scliar
353. (1).**O caso Saint-Fiacre** – Simenon
354. (2).**Morte na alta sociedade** – Simenon
355. (3).**O cão amarelo** – Simenon

356(4).**Maigret e o homem do banco** – Simenon
357.**As uvas e o vento** – Pablo Neruda
358.**On the road** – Jack Kerouac
359.**O coração amarelo** – Pablo Neruda
360.**Livro das perguntas** – Pablo Neruda
361.**Noite de Reis** – William Shakespeare
362.**Manual de Ecologia (vol.1)** – J. Lutzenberger
363.**O mais longo dos dias** – Cornelius Ryan
364.**Foi bom prá você?** – Nani
365.**Crepusculário** – Pablo Neruda
366.**A comédia dos erros** – Shakespeare
367(5).**A primeira investigação de Maigret** – Simenon
368(6).**As férias de Maigret** – Simenon
369.**Mate-me por favor (vol.1)** – L. McNeil
370.**Mate-me por favor (vol.2)** – L. McNeil
371.**Carta ao pai** – Kafka
372.**Os vagabundos iluminados** – J. Kerouac
373(7).**O enforcado** – Simenon
374(8).**A fúria de Maigret** – Simenon
375.**Vargas, uma biografia política** – H. Silva
376.**Poesia reunida (vol.1)** – A. R. de Sant'Anna
377.**Poesia reunida (vol.2)** – A. R. de Sant'Anna
378.**Alice no país do espelho** – Lewis Carroll
379.**Residência na Terra 1** – Pablo Neruda
380.**Residência na Terra 2** – Pablo Neruda
381.**Terceira Residência** – Pablo Neruda
382.**O delírio amoroso** – Bocage
383.**Futebol ao sol e à sombra** – E. Galeano
384(9).**O porto das brumas** – Simenon
385(10).**Maigret e seu morto** – Simenon
386.**Radicci 4** – Iotti
387.**Boas maneiras & sucesso nos negócios** – Celia Ribeiro
388.**Uma história Farroupilha** – M. Sclair
389.**Na mesa ninguém envelhece** – J. A. Pinheiro Machado
390.**200 receitas inéditas do Anonymus Gourmet** – J. A. Pinheiro Machado
391.**Guia prático do Português correto – vol.2** – Cláudio Moreno
392.**Breviário das terras do Brasil** – Assis Brasil
393.**Cantos Cerimoniais** – Pablo Neruda
394.**Jardim de Inverno** – Pablo Neruda
395.**Antonio e Cleópatra** – William Shakespeare
396.**Tróia** – Cláudio Moreno
397.**Meu tio matou um cara** – Jorge Furtado
398.**O anatomista** – Federico Andahazi
399.**As viagens de Gulliver** – Jonathan Swift
400.**Dom Quixote** – (v. 1) – Miguel de Cervantes
401.**Dom Quixote** – (v. 2) – Miguel de Cervantes
402.**Sozinho no Pólo Norte** – Thomaz Brandolin
403.**Matadouro 5** – Kurt Vonnegut
404.**Delta de Vênus** – Anaïs Nin
405.**O melhor de Hagar 2** – Dik Browne
406.**É grave Doutor?** – Nani
407.**Orai pornô** – Nani
408(11).**Maigret em Nova York** – Simenon
409(12).**O assassino sem rosto** – Simenon
410(13).**O mistério das jóias roubadas** – Simenon
411.**A irmãzinha** – Raymond Chandler
412.**Três contos** – Gustave Flaubert
413.**De ratos e homens** – John Steinbeck
414.**Lazarilho de Tormes** – Anônimo do séc. XVI
415.**Triângulo das águas** – Caio Fernando Abreu
416.**100 receitas de carnes** – Sílvio Lancellotti
417.**Histórias de robôs:** vol. 1 – org. Isaac Asimov
418.**Histórias de robôs:** vol. 2 – org. Isaac Asimov
419.**Histórias de robôs:** vol. 3 – org. Isaac Asimov
420.**O país dos centauros** – Tabajara Ruas
421.**A república de Anita** – Tabajara Ruas
422.**A carga dos lanceiros** – Tabajara Ruas
423.**Um amigo de Kafka** – Isaac Singer
424.**As alegres matronas de Windsor** – Shakespeare
425.**Amor e exílio** – Isaac Bashevis Singer
426.**Use & abuse do seu signo** – Marília Fiorillo e Marylou Simonsen
427.**Pigmaleão** – Bernard Shaw
428.**As fenícias** – Eurípides
429.**Everest** – Thomaz Brandolin
430.**A arte de furtar** – Anônimo do séc. XVI
431.**Billy Bud** – Herman Melville
432.**A rosa separada** – Pablo Neruda
433.**Elegia** – Pablo Neruda
434.**A garota de Cassidy** – David Goodis
435.**Como fazer a guerra: máximas de Napoleão** – Balzac
436.**Poemas escolhidos** – Emily Dickinson
437.**Gracias por el fuego** – Mario Benedetti
438.**O sofá** – Crébillon Fils
439.**O "Martín Fierro"** – Jorge Luis Borges
440.**Trabalhos de amor perdidos** – W. Shakespeare
441.**O melhor de Hagar 3** – Dik Browne
442.**Os Maias (volume1)** – Eça de Queiroz
443.**Os Maias (volume2)** – Eça de Queiroz
444.**Anti-Justine** – Restif de La Bretonne
445.**Juventude** – Joseph Conrad
446.**Contos** – Eça de Queiroz
447.**Janela para a morte** – Raymond Chandler
448.**Um amor de Swann** – Marcel Proust
449.**À paz perpétua** – Immanuel Kant
450.**A conquista do México** – Hernan Cortez
451.**Defeitos escolhidos e 2000** – Pablo Neruda
452.**O casamento do céu e do inferno** – William Blake
453.**A primeira viagem ao redor do mundo** – Antonio Pigafetta
454(14).**Uma sombra na janela** – Simenon
455(15).**A noite da encruzilhada** – Simenon
456(16).**A velha senhora** – Simenon
457.**Sartre** – Annie Cohen-Solal
458.**Discurso do método** – René Descartes
459.**Garfield em grande forma (1)** – Jim Davis
460.**Garfield está de dieta (2)** – Jim Davis
461.**O livro das feras** – Patricia Highsmith
462.**Viajante solitário** – Jack Kerouac
463.**Auto da barca do inferno** – Gil Vicente
464.**O livro vermelho dos pensamentos de Millôr** – Millôr Fernandes
465.**O livro dos abraços** – Eduardo Galeano
466.**Voltaremos!** – José Antonio Pinheiro Machado
467.**Rango** – Edgar Vasques
468(8).**Dieta mediterrânea** – Dr. Fernando Lucchese e José Antonio Pinheiro Machado
469.**Radicci 5** – Iotti
470.**Pequenos pássaros** – Anaïs Nin
471.**Guia prático do Português correto – vol.3** – Cláudio Moreno
472.**Atire no pianista** – David Goodis
473.**Antologia Poética** – García Lorca

474. **Alexandre e César** – Plutarco
475. **Uma espiã na casa do amor** – Anaïs Nin
476. **A gorda do Tiki Bar** – Dalton Trevisan
477. **Garfield um gato de peso (3)** – Jim Davis
478. **Canibais** – David Coimbra
479. **A arte de escrever** – Arthur Schopenhauer
480. **Pinóquio** – Carlo Collodi
481. **Misto-quente** – Bukowski
482. **A lua na sarjeta** – David Goodis
483. **O melhor do Recruta Zero (1)** – Mort Walker
484. **Aline: TPM – tensão pré-monstrual (2)** – Adão Iturrusgarai
485. **Sermões do Padre Antonio Vieira**
486. **Garfield numa boa (4)** – Jim Davis
487. **Mensagem** – Fernando Pessoa
488. **Vendeta** seguido de **A paz conjugal** – Balzac
489. **Poemas de Alberto Caeiro** – Fernando Pessoa
490. **Ferragus** – Honoré de Balzac
491. **A duquesa de Langeais** – Honoré de Balzac
492. **A menina dos olhos de ouro** – Honoré de Balzac
493. **O lírio do vale** – Honoré de Balzac
494. (17). **A barcaça da morte** – Simenon
495. (18). **As testemunhas rebeldes** – Simenon
496. (19). **Um engano de Maigret** – Simenon
497. (1). **A noite das bruxas** – Agatha Christie
498. (2). **Um passe de mágica** – Agatha Christie
499. **Nêmesis** – Agatha Christie
500. **Esboço para uma teoria das emoções** – Sartre
501. **Renda básica de cidadania** – Eduardo Suplicy
502. (1). **Pílulas para viver melhor** – Dr. Lucchese
503. (2). **Pílulas para prolongar a juventude** – Dr. Lucchese
504. (3). **Desembarcando o diabetes** – Dr. Lucchese
505. (4). **Desembarcando o sedentarismo** – Dr. Fernando Lucchese e Cláudio Castro
506. (5). **Desembarcando a hipertensão** – Dr. Lucchese
507. (6). **Desembarcando o colesterol** – Dr. Fernando Lucchese e Fernanda Lucchese
508. **Estudos de mulher** – Balzac
509. **O terceiro tira** – Flann O'Brien
510. **100 receitas de aves e ovos** – J. A. P. Machado
511. **Garfield em toneladas de diversão (5)** – Jim Davis
512. **Trem-bala** – Martha Medeiros
513. **Os cães ladram** – Truman Capote
514. **O Kama Sutra de Vatsyayana**
515. **O crime do Padre Amaro** – Eça de Queiroz
516. **Odes de Ricardo Reis** – Fernando Pessoa
517. **O inverno da nossa desesperança** – Steinbeck
518. **Piratas do Tietê (1)** – Laerte
519. **Rê Bordosa: do começo ao fim** – Angeli
520. **O Harlem é escuro** – Chester Himes
521. **Café-da-manhã dos campeões** – Kurt Vonnegut
522. **Eugénie Grandet** – Balzac
523. **O último magnata** – F. Scott Fitzgerald
524. **Carol** – Patricia Highsmith
525. **100 receitas de patisseria** – Sílvio Lancellotti
526. **O fator humano** – Graham Greene
527. **Tristessa** – Jack Kerouac
528. **O diamante do tamanho do Ritz** – F. Scott Fitzgerald
529. **As melhores histórias de Sherlock Holmes** – Arthur Conan Doyle
530. **Cartas a um jovem poeta** – Rilke
531. (20). **Memórias de Maigret** – Simenon
532. (4). **O misterioso sr. Quin** – Agatha Christie
533. **Os analectos** – Confúcio
534. (21). **Maigret e os homens de bem** – Simenon
535. (22). **O medo de Maigret** – Simenon
536. **Ascensão e queda de César Birotteau** – Balzac
537. **Sexta-feira negra** – David Goodis
538. **Ora bolas – O humor de Mario Quintana** – Juarez Fonseca
539. **Longe daqui aqui mesmo** – Antonio Bivar
540. (5). **É fácil matar** – Agatha Christie
541. **O pai Goriot** – Balzac
542. **Brasil, um país do futuro** – Stefan Zweig
543. **O processo** – Kafka
544. **O melhor de Hagar 4** – Dik Browne
545. (6). **Por que não pediram a Evans?** – Agatha Christie
546. **Fanny Hill** – John Cleland
547. **O gato por dentro** – William S. Burroughs
548. **Sobre a brevidade da vida** – Sêneca
549. **Geraldão (1)** – Glauco
550. **Piratas do Tietê (2)** – Laerte
551. **Pagando o pato** – Ciça
552. **Garfield de bom humor (6)** – Jim Davis
553. **Conheço o Mário?** vol.1 – Santiago
554. **Radicci 6** – Iotti
555. **Os subterrâneos** – Jack Kerouac
556. (1). **Balzac** – François Taillandier
557. (2). **Modigliani** – Christian Parisot
558. (3). **Kafka** – Gérard-Georges Lemaire
559. (4). **Júlio César** – Joël Schmidt
560. **Receitas da família** – J. A. Pinheiro Machado
561. **Boas maneiras à mesa** – Celia Ribeiro
562. (9). **Filhos sadios, pais felizes** – R. Pagnoncelli
563. (10). **Fatos & mitos** – Dr. Fernando Lucchese
564. **Ménage à trois** – Paula Taitelbaum
565. **Mulheres!** – David Coimbra
566. **Poemas de Álvaro de Campos** – Fernando Pessoa
567. **Medo e outras histórias** – Stefan Zweig
568. **Snoopy e sua turma (1)** – Schulz
569. **Piadas para sempre (1)** – Visconde da Casa Verde
570. **O alvo móvel** – Ross Macdonald
571. **O melhor do Recruta Zero (2)** – Mort Walker
572. **Um sonho americano** – Norman Mailer
573. **Os broncos também amam** – Angeli
574. **Crônica de um amor louco** – Bukowski
575. (5). **Freud** – René Major e Chantal Talagrand
576. (6). **Picasso** – Gilles Plazy
577. (7). **Gandhi** – Christine Jordis
578. **A tumba** – H. P. Lovecraft
579. **O príncipe e o mendigo** – Mark Twain
580. **Garfield, um charme de gato (7)** – Jim Davis
581. **Ilusões perdidas** – Balzac
582. **Esplendores e misérias das cortesãs** – Balzac
583. **Walter Ego** – Angeli
584. **Striptiras (1)** – Laerte
585. **Fagundes: um puxa-saco de mão cheia** – Laerte
586. **Depois do último trem** – Josué Guimarães
587. **Ricardo III** – Shakespeare
588. **Dona Anja** – Josué Guimarães
589. **24 horas na vida de uma mulher** – Stefan Zweig

590. O terceiro homem – Graham Greene
591. Mulher no escuro – Dashiell Hammett
592. No que acredito – Bertrand Russell
593. Odisséia (1): Telemaquia – Homero
594. O cavalo cego – Josué Guimarães
595. Henrique V – Shakespeare
596. Fabulário geral do delírio cotidiano – Bukowski
597. Tiros na noite 1: A mulher do bandido – Dashiell Hammett
598. Snoopy em Feliz Dia dos Namorados! (2) – Schulz
599. Mas não se matam cavalos? – Horace McCoy
600. Crime e castigo – Dostoiévski
601(7). Mistério no Caribe – Agatha Christie
602. Odisséia (2): Regresso – Homero
603. Piadas para sempre (2) – Visconde da Casa Verde
604. À sombra do vulcão – Malcolm Lowry
605(8). Kerouac – Yves Buin
606. E agora são cinzas – Angeli
607. As mil e uma noites – Paulo Caruso
608. Um assassino entre nós – Ruth Rendell
609. Crack-up – F. Scott Fitzgerald
610. Do amor – Stendhal
611. Cartas do Yage – William Burroughs e Allen Ginsberg
612. Striptiras (2) – Laerte
613. Henry & June – Anaïs Nin
614. A piscina mortal – Ross Macdonald
615. Geraldão (2) – Glauco
616. Tempo de delicadeza – A. R. de Sant'Anna
617. Tiros na noite 2: Medo de tiro – Dashiell Hammett
618. Snoopy em Assim é a vida, Charlie Brown! (3) – Schulz
619. 1954 – Um tiro no coração – Hélio Silva
620. Sobre a inspiração poética (Íon) e ... – Platão
621. Garfield e seus amigos (8) – Jim Davis
622. Odisséia (3): Ítaca – Homero
623. A louca matança – Chester Himes
624. Factótum – Bukowski
625. Guerra e Paz: volume 1 – Tolstói
626. Guerra e Paz: volume 2 – Tolstói
627. Guerra e Paz: volume 3 – Tolstói
628. Guerra e Paz: volume 4 – Tolstói
629(9). Shakespeare – Claude Mourthé
630. Bem está o que bem acaba – Shakespeare
631. O contrato social – Rousseau
632. Geração Beat – Jack Kerouac
633. Snoopy: É Natal! (4) – Charles Schulz
634(8). Testemunha da acusação – Agatha Christie
635. Um elefante no caos – Millôr Fernandes
636. Guia de leitura (100 autores que você precisa ler) – Organização de Léa Masina
637. Pistoleiros também mandam flores – David Coimbra
638. O prazer das palavras – vol. 1 – Cláudio Moreno
639. O prazer das palavras – vol. 2 – Cláudio Moreno
640. Novíssimo testamento: com Deus e o diabo, a dupla da criação – Iotti
641. Literatura Brasileira: modos de usar – Luís Augusto Fischer
642. Dicionário de Porto-Alegrês – Luís A. Fischer
643. Clô Dias & Noites – Sérgio Jockymann
644. Memorial de Isla Negra – Pablo Neruda
645. Um homem extraordinário e outras histórias – Tchékhov
646. Ana sem terra – Alcy Cheuiche
647. Adultérios – Woody Allen
648. Para sempre ou nunca mais – R. Chandler
649. Nosso homem em Havana – Graham Greene
650. Dicionário Caldas Aulete de Bolso
651. Snoopy: Posso fazer uma pergunta, professora? (5) – Charles Schulz
652(10). Luís XVI – Bernard Vincent
653. O mercador de Veneza – Shakespeare
654. Cancioneiro – Fernando Pessoa
655. Non-Stop – Martha Medeiros
656. Carpinteiros, levantem bem alto a cumeeira & Seymour, uma apresentação – J.D.Salinger
657. Ensaios céticos – Bertrand Russell
658. O melhor de Hagar 5 – Dik e Chris Browne
659. Primeiro amor – Ivan Turguêniev
660. A trégua – Mario Benedetti
661. Um parque de diversões da cabeça – Lawrence Ferlinghetti
662. Aprendendo a viver – Sêneca
663. Garfield, um gato em apuros (9) – Jim Davis
664. Dilbert (1) – Scott Adams
665. Dicionário de dificuldades – Domingos Paschoal Cegalla
666. A imaginação – Jean-Paul Sartre
667. O ladrão e os cães – Naguib Mahfuz
668. Gramática do português contemporâneo – Celso Cunha
669. A volta do parafuso *seguido de* Daisy Miller – Henry James
670. Notas do subsolo – Dostoiévski
671. Abobrinhas da Brasilônia – Glauco
672. Geraldão (3) – Glauco
673. Piadas para sempre (3) – Visconde da Casa Verde
674. Duas viagens ao Brasil – Hans Staden
675. Bandeira de bolso – Manuel Bandeira
676. A arte da guerra – Maquiavel
677. Além do bem e do mal – Nietzsche
678. O coronel Chabert *seguido de* A mulher abandonada – Balzac
679. O sorriso de marfim – Ross Macdonald
680. 100 receitas de pescados – Sílvio Lancellotti
681. O juiz e seu carrasco – Friedrich Dürrenmatt
682. Noites brancas – Dostoiévski
683. Quadras ao gosto popular – Fernando Pessoa
684. Romanceiro da Inconfidência – Cecília Meireles
685. Kaos – Millôr Fernandes
686. A pele de onagro – Balzac
687. As ligações perigosas – Choderlos de Laclos
688. Dicionário de matemática – Luiz Fernandes Cardoso
689. Os Lusíadas – Luís Vaz de Camões
690(11). Átila – Éric Deschodt
691. Um jeito tranqüilo de matar – Chester Himes
692. A felicidade conjugal *seguido de* O diabo – Tolstói
693. Viagem de um naturalista ao redor do mundo – vol. 1 – Charles Darwin
694. Viagem de um naturalista ao redor do mundo – vol. 2 – Charles Darwin
695. Memórias da casa dos mortos – Dostoiévski

696. **A Celestina** – Fernando de Rojas
697. **Snoopy: Como você é azarado, Charlie Brown! (6)** – Charles Schulz
698. **Dez (quase) amores** – Claudia Tajes
699(9). **Poirot sempre espera** – Agatha Christie
700. **Cecília de bolso** – Cecília Meireles
701. **Apologia de Sócrates** *precedido de* **Êutifron e** *seguido de* **Críton** – Platão
702. **Wood & Stock** – Angeli
703. **Striptiras (3)** – Laerte
704. **Discurso sobre a origem e os fundamentos da desigualdade entre os homens** – Rousseau
705. **Os duelistas** – Joseph Conrad
706. **Dilbert (2)** – Scott Adams
707. **Viver e escrever** (vol. 1) – Edla van Steen
708. **Viver e escrever** (vol. 2) – Edla van Steen
709. **Viver e escrever** (vol. 3) – Edla van Steen
710(10). **A teia da aranha** – Agatha Christie
711. **O banquete** – Platão
712. **Os belos e malditos** – F. Scott Fitzgerald
713. **Libelo contra a arte moderna** – Salvador Dalí
714. **Akropolis** – Valerio Massimo Manfredi
715. **Devoradores de mortos** – Michael Crichton
716. **Sob o sol da Toscana** – Frances Mayes
717. **Batom na cueca** – Nani
718. **Vida dura** – Claudia Tajes
719. **Carne trêmula** – Ruth Rendell
720. **Cris, a fera** – David Coimbra
721. **O anticristo** – Nietzsche
722. **Como um romance** – Daniel Pennac
723. **Emboscada no Forte Bragg** – Tom Wolfe
724. **Assédio sexual** – Michael Crichton
725. **O espírito do Zen** – Alan W. Watts
726. **Um bonde chamado desejo** – Tennessee Williams
727. **Como gostais** *seguido de* **Conto de inverno** – Shakespeare
728. **Tratado sobre a tolerância** – Voltaire
729. **Snoopy: Doces ou travessuras? (7)** – Charles Schulz
730. **Cardápios do Anonymus Gourmet** – J.A. Pinheiro Machado
731. **100 receitas com lata** – J.A. Pinheiro Machado
732. **Conhece o Mário?** vol.2 – Santiago
733. **Dilbert (3)** – Scott Adams
734. **História de um louco amor** *seguido de* **Passado amor** – Horacio Quiroga
735(11). **Sexo: muito prazer** – Laura Meyer da Silva
736(12). **Para entender o adolescente** – Dr. Ronald Pagnoncelli
737(13). **Desembarcando a tristeza** – Dr. Fernando Lucchese
738. **Poirot e o mistério da arca espanhola & outras histórias** – Agatha Christie
739. **A última legião** – Valerio Massimo Manfredi
740. **As virgens suicidas** – Jeffrey Eugenides
741. **Sol nascente** – Michael Crichton
742. **Duzentos ladrões** – Dalton Trevisan
743. **Os devaneios do caminhante solitário** – Rousseau
744. **Garfield, o rei da preguiça (10)** – Jim Davis
745. **Os magnatas** – Charles R. Morris
746. **Pulp** – Charles Bukowski
747. **Enquanto agonizo** – William Faulkner
748. **Aline: viciada em sexo (3)** – Adão Iturrusgarai
749. **A dama do cachorrinho** – Anton Tchékhov
750. **Tito Andrônico** – Shakespeare
751. **Antologia poética** – Anna Akhmátova
752. **O melhor de Hagar 6** – Dik e Chris Browne
753(12). **Michelangelo** – Nadine Sautel
754. **Dilbert (4)** – Scott Adams
755. **O jardim das cerejeiras** *seguido de* **Tio Vânia** – Tchékhov
756. **Geração Beat** – Claudio Willer
757. **Santos Dumont** – Alcy Cheuiche
758. **Budismo** – Claude B. Levenson
759. **Cleópatra** – Christian-Georges Schwentzel
760. **Revolução Francesa** – Frédéric Bluche, Stéphane Rials e Jean Tulard
761. **A crise de 1929** – Bernard Gazier
762. **Sigmund Freud** – Edson Sousa e Paulo Endo
763. **Império Romano** – Patrick Le Roux
764. **Cruzadas** – Cécile Morrisson
765. **O mistério do Trem Azul** – Agatha Christie
766. **Os escrúpulos de Maigret** – Simenon
767. **Maigret se diverte** – Simenon
768. **Senso comum** – Thomas Paine
769. **O parque dos dinossauros** – Michael Crichton
770. **Trilogia da paixão** – Goethe
771. **A simples arte de matar** (vol.1) – R. Chandler
772. **A simples arte de matar** (vol.2) – R. Chandler
773. **Snoopy: No mundo da lua! (8)** – Charles Schulz
774. **Os Quatro Grandes** – Agatha Christie
775. **Um brinde ao cianureto** – Agatha Christie
776. **Súplicas atendidas** – Truman Capote
777. **Ainda restam aveleiras** – Simenon
778. **Maigret e o ladrão preguiçoso** – Simenon
779. **A viúva imortal** – Millôr Fernandes
780. **Cabala** – Roland Goetschel
781. **Capitalismo** – Claude Jessua
782. **Mitologia grega** – Pierre Grimal
783. **Economia: 100 palavras-chave** – Jean-Paul Betbèze
784. **Marxismo** – Henri Lefebvre
785. **Punição para a inocência** – Agatha Christie
786. **A extravagância do morto** – Agatha Christie
787(13). **Cézanne** – Bernard Fauconnier
788. **A identidade Bourne** – Robert Ludlum
789. **Da tranquilidade da alma** – Sêneca
790. **Um artista da fome** *seguido de* **Na colônia penal e outras histórias** – Kafka
791. **Histórias de fantasmas** – Charles Dickens
792. **A louca de Maigret** – Simenon
793. **O amigo de infância de Maigret** – Simenon
794. **O revólver de Maigret** – Simenon
795. **A fuga do sr. Monde** – Simenon
796. **O Uraguai** – Basílio da Gama
797. **A mão misteriosa** – Agatha Christie
798. **Testemunha ocular do crime** – Agatha Christie
799. **Crepúsculo dos ídolos** – Friedrich Nietzsche
800. **Maigret e o negociante de vinhos** – Simemon
801. **Maigret e o mendigo** – Simenon
802. **O grande golpe** – Dashiell Hammett
803. **Humor barra pesada** – Nani
804. **Vinho** – Jean-François Gautier
805. **Egito Antigo** – Sophie Desplancques
806(14). **Baudelaire** – Jean-Baptiste Baronian
807. **Caminho da sabedoria, caminho da paz** – Dalai Lama e Felizitas von Schönborn
808. **Senhor e servo e outras histórias** – Tolstói
809. **Os cadernos de Malte Laurids Brigge** – Rilke

810. Dilbert (5) – Scott Adams
811. Big Sur – Jack Kerouac
812. Seguindo a correnteza – Agatha Christie
813. O álibi – Sandra Brown
814. Montanha-russa – Martha Medeiros
815. Coisas da vida – Martha Medeiros
816. A cantada infalível *seguido de* A mulher do centroavante – David Coimbra
817. Maigret e os crimes do cais – Simenon
818. Sinal vermelho – Simenon
819. Snoopy: Pausa para a soneca (9) – Charles Schulz
820. De pernas pro ar – Eduardo Galeano
821. Tragédias gregas – Pascal Thiercy
822. Existencialismo – Jacques Colette
823. Nietzsche – Jean Granier
824. Amar ou depender? – Walter Riso
825. Darmapada: A doutrina budista em versos
826. J'Accuse...! – a verdade em marcha – Zola
827. Os crimes ABC – Agatha Christie
828. Um gato entre os pombos – Agatha Christie
829. Maigret e o sumiço do sr. Charles – Simenon
830. Maigret e a morte do prazer – Simenon
831. Dicionário de teatro – Luiz Paulo Vasconcellos
832. Cartas extraviadas – Martha Medeiros
833. A longa viagem de prazer – J. J. Morosoli
834. Receitas fáceis – J. A. Pinheiro Machado
835. (14). Mais fatos & mitos – Dr. Fernando Lucchese
836. (15). Boa viagem! – Dr. Fernando Lucchese
837. Aline: Finalmente nua!!! (4) – Adão Iturrusgarai
838. Mônica tem uma novidade! – Mauricio de Sousa
839. Cebolinha em apuros! – Mauricio de Sousa
840. Sócios no crime – Agatha Christie
841. Bocas do tempo – Eduardo Galeano
842. Orgulho e preconceito – Jane Austen
843. Impressionismo – Dominique Lobstein
844. Escrita chinesa – Viviane Alleton
845. Paris: uma história – Yvan Combeau
846. (15). Van Gogh – David Haziot
847. Maigret e o corpo sem cabeça – Simenon
848. Portal do destino – Agatha Christie
849. O futuro de uma ilusão – Freud
850. O mal-estar na cultura – Freud
851. Maigret e o matador – Simenon
852. Maigret e o fantasma – Simenon
853. Um crime adormecido – Agatha Christie
854. Satori em Paris – Jack Kerouac
855. Medo e delírio em Las Vegas – Hunter Thompson
856. Um negócio fracassado e outros contos de humor – Tchékhov
857. Mônica está de férias! – Mauricio de Sousa
858. De quem é esse coelho? – Mauricio de Sousa
859. O burgomestre de Furnes – Simenon
860. O mistério Sittaford – Agatha Christie
861. Manhã transfigurada – L. A. de Assis Brasil
862. Alexandre, o Grande – Pierre Briant
863. Jesus – Charles Perrot
864. Islã – Paul Balta
865. Guerra da Secessão – Farid Ameur
866. Um rio que vem da Grécia – Cláudio Moreno
867. Maigret e os colegas americanos – Simenon
868. Assassinato na casa do pastor – Agatha Christie
869. Manual do líder – Napoleão Bonaparte
870. (16). Billie Holiday – Sylvia Fol
871. Bidu arrasando! – Mauricio de Sousa
872. Desventuras em família – Mauricio de Sousa
873. Liberty Bar – Simenon
874. E no final a morte – Agatha Christie
875. Guia prático do Português correto – vol. 4 – Cláudio Moreno
876. Dilbert (6) – Scott Adams
877. (17). Leonardo da Vinci – Sophie Chauveau
878. Bella Toscana – Frances Mayes
879. A arte da ficção – David Lodge
880. Striptiras (4) – Laerte
881. Skrotinhos – Angeli
882. Depois do funeral – Agatha Christie
883. Radicci 7 – Iotti
884. Walden – H. D. Thoreau
885. Lincoln – Allen C. Guelzo
886. Primeira Guerra Mundial – Michael Howard
887. A linha de sombra – Joseph Conrad
888. O amor é um cão dos diabos – Bukowski
889. Maigret sai em viagem – Simenon
890. Despertar: uma vida de Buda – Jack Kerouac
891. (18). Albert Einstein – Laurent Seksik
892. Hell's Angels – Hunter Thompson
893. Ausência na primavera – Agatha Christie
894. Dilbert (7) – Scott Adams
895. Ao sul de lugar nenhum – Bukowski
896. Maquiavel – Quentin Skinner
897. Sócrates – C.C.W. Taylor
898. A casa do canal – Simenon
899. O Natal de Poirot – Agatha Christie
900. As veias abertas da América Latina – Eduardo Galeano
901. Snoopy: Sempre alerta! (10) – Charles Schulz
902. Chico Bento: Plantando confusão – Mauricio de Sousa
903. Penadinho: Quem é morto sempre aparece – Mauricio de Sousa
904. A vida sexual da mulher feia – Claudia Tajes
905. 100 segredos de liquidificador – José Antonio Pinheiro Machado
906. Sexo muito prazer 2 – Laura Meyer da Silva
907. Os nascimentos – Eduardo Galeano
908. As caras e as máscaras – Eduardo Galeano
909. O século do vento – Eduardo Galeano
910. Poirot perde uma cliente – Agatha Christie
911. Cérebro – Michael O'Shea
912. O escaravelho de ouro e outras histórias – Edgar Allan Poe
913. Piadas para sempre (4) – Visconde da Casa Verde
914. 100 receitas de massas light – Helena Tonetto
915. (19). Oscar Wilde – Daniel Salvatore Schiffer
916. Uma breve história do mundo – H. G. Wells
917. A Casa do Penhasco – Agatha Christie
918. Maigret e o finado sr. Gallet – Simenon
919. John M. Keynes – Bernard Gazier
920. (20). Virginia Woolf – Alexandra Lemasson
921. Peter e Wendy *seguido de* Peter Pan em Kensington Gardens – J. M. Barrie
922. Aline: numas de colegial (5) – Adão Iturrusgarai
923. Uma dose mortal – Agatha Christie
924. Os trabalhos de Hércules – Agatha Christie
925. Maigret na escola – Simenon
926. Kant – Roger Scruton
927. A inocência do Padre Brown – G.K. Chesterton
928. Casa Velha – Machado de Assis

929. **Marcas de nascença** – Nancy Huston
930. **Aulete de bolso**
931. **Hora Zero** – Agatha Christie
932. **Morte na Mesopotâmia** – Agatha Christie
933. **Um crime na Holanda** – Simenon
934. **Nem te conto, João** – Dalton Trevisan
935. **As aventuras de Huckleberry Finn** – Mark Twain
936.(21). **Marilyn Monroe** – Anne Plantagenet
937. **China moderna** – Rana Mitter
938. **Dinossauros** – David Norman
939. **Louca por homem** – Claudia Tajes
940. **Amores de alto risco** – Walter Riso
941. **Jogo de damas** – David Coimbra
942. **Filha é filha** – Agatha Christie
943. **M ou N?** – Agatha Christie
944. **Maigret se defende** – Simenon
945. **Bidu: diversão em dobro!** – Mauricio de Sousa
946. **Fogo** – Anaïs Nin
947. **Rum: diário de um jornalista bêbado** – Hunter Thompson
948. **Persuasão** – Jane Austen
949. **Lágrimas na chuva** – Sergio Faraco
950. **Mulheres** – Bukowski
951. **Um pressentimento funesto** – Agatha Christie
952. **Cartas na mesa** – Agatha Christie
953. **Maigret em Vichy** – Simenon
954. **O lobo do mar** – Jack London
955. **Os gatos** – Patricia Highsmith
956.(22). **Jesus** – Christiane Rancé
957. **História da medicina** – William Bynum
958. **O Morro dos Ventos Uivantes** – Emily Brontë
959. **A filosofia na era trágica dos gregos** – Nietzsche
960. **Os treze problemas** – Agatha Christie
961. **A massagista japonesa** – Moacyr Scliar
962. **A taberna dos dois tostões** – Simenon
963. **Humor do miserê** – Nani
964. **Todo o mundo tem dúvida, inclusive você** – Édison de Oliveira
965. **A dama do Bar Nevada** – Sergio Faraco
966. **O Smurf Repórter** – Peyo
967. **O Bebê Smurf** – Peyo
968. **Maigret e os flamengos** – Simenon
969. **O psicopata americano** – Bret Easton Ellis
970. **Ensaios de amor** – Alain de Botton
971. **O grande Gatsby** – F. Scott Fitzgerald
972. **Por que não sou cristão** – Bertrand Russell
973. **A Casa Torta** – Agatha Christie
974. **Encontro com a morte** – Agatha Christie
975.(23). **Rimbaud** – Jean-Baptiste Baronian
976. **Cartas na rua** – Bukowski
977. **Memória** – Jonathan K. Foster
978. **A abadia de Northanger** – Jane Austen
979. **As pernas de Úrsula** – Claudia Tajes
980. **Retrato inacabado** – Agatha Christie
981. **Solanin (1)** – Inio Asano
982. **Solanin (2)** – Inio Asano
983. **Aventuras de menino** – Mitsuru Adachi
984.(16). **Fatos & mitos sobre sua alimentação** – Dr. Fernando Lucchese
985. **Teoria quântica** – John Polkinghorne
986. **O eterno marido** – Fiódor Dostoiévski
987. **Um safado em Dublin** – J. P. Donleavy
988. **Mirinha** – Dalton Trevisan
989. **Akhenaton e Nefertiti** – Carmen Seganfredo e A. S. Franchini
990. **On the Road – o manuscrito original** – Jack Kerouac
991. **Relatividade** – Russell Stannard
992. **Abaixo de zero** – Bret Easton Ellis
993.(24). **Andy Warhol** – Mériam Korichi
994. **Maigret** – Simenon
995. **Os últimos casos de Miss Marple** – Agatha Christie
996. **Nico Demo** – Mauricio de Sousa
997. **Maigret e a mulher do ladrão** – Simenon
998. **Rousseau** – Robert Wokler
999. **Noite sem fim** – Agatha Christie
1000. **Diários de Andy Warhol (1)** – Editado por Pat Hackett
1001. **Diários de Andy Warhol (2)** – Editado por Pat Hackett
1002. **Cartier-Bresson: o olhar do século** – Pierre Assouline
1003. **As melhores histórias da mitologia: vol. 1** – A.S. Franchini e Carmen Seganfredo
1004. **As melhores histórias da mitologia: vol. 2** – A.S. Franchini e Carmen Seganfredo
1005. **Assassinato no beco** – Agatha Christie
1006. **Convite para um homicídio** – Agatha Christie
1007. **Um fracasso de Maigret** – Simenon
1008. **História da vida** – Michael J. Benton
1009. **Jung** – Anthony Stevens
1010. **Arsène Lupin, ladrão de casaca** – Maurice Leblanc
1011. **Dublinenses** – James Joyce
1012. **120 tirinhas da Turma da Mônica** – Mauricio de Sousa
1013. **Antologia poética** – Fernando Pessoa
1014. **A aventura de um cliente ilustre** *seguido de* **O último adeus de Sherlock Holmes** – Sir Arthur Conan Doyle
1015. **Cenas de Nova York** – Jack Kerouac
1016. **A corista** – Anton Tchékhov
1017. **O diabo** – Leon Tolstói
1018. **Fábulas chinesas** – Sérgio Capparelli e Márcia Schmaltz
1019. **O gato do Brasil** – Sir Arthur Conan Doyle
1020. **Missa do Galo** – Machado de Assis
1021. **O mistério de Marie Rogêt** – Edgar Allan Poe
1022. **A mulher mais linda da cidade** – Bukowski
1023. **O retrato** – Nicolai Gogol
1024. **O conflito** – Agatha Christie
1025. **Os primeiros casos de Poirot** – Agatha Christie
1026. **Maigret e o cliente de sábado** – Simenon
1027.(25). **Beethoven** – Bernard Fauconnier
1028. **Platão** – Julia Annas
1029. **Cleo e Daniel** – Roberto Freire
1030. **Til** – José de Alencar
1031. **Viagens na minha terra** – Almeida Garrett
1032. **Profissões para mulheres e outros artigos feministas** – Virginia Woolf
1033. **Mrs. Dalloway** – Virginia Woolf
1034. **O cão da morte** – Agatha Christie
1035. **Tragédia em três atos** – Agatha Christie
1036. **Maigret hesita** – Simenon
1037. **O fantasma da Ópera** – Gaston Leroux
1038. **Evolução** – Brian e Deborah Charlesworth
1039. **Medida por medida** – Shakespeare
1040. **Razão e sentimento** – Jane Austen
1041. **A obra-prima ignorada** *seguido de* **Um episódio durante o Terror** – Balzac

1042. **A fugitiva** – Anaïs Nin
1043. **As grandes histórias da mitologia greco-romana** – A. S. Franchini
1044. **O corno de si mesmo & outras historietas** – Marquês de Sade
1045. **Da felicidade** seguido de **Da vida retirada** – Sêneca
1046. **O horror em Red Hook e outras histórias** – H. P. Lovecraft
1047. **Noite em claro** – Martha Medeiros
1048. **Poemas clássicos chineses** – Li Bai, Du Fu e Wang Wei
1049. **A terceira moça** – Agatha Christie
1050. **Um destino ignorado** – Agatha Christie
1051.(26). **Buda** – Sophie Royer
1052. **Guerra Fria** – Robert J. McMahon
1053. **Simons's Cat: as aventuras de um gato travesso e comilão – vol. 1** – Simon Tofield
1054. **Simons's Cat: as aventuras de um gato travesso e comilão – vol. 2** – Simon Tofield
1055. **Só as mulheres e as baratas sobreviverão** – Claudia Tajes
1056. **Maigret e o ministro** – Simenon
1057. **Pré-história** – Chris Gosden
1058. **Pintou sujeira!** – Mauricio de Sousa
1059. **Contos de Mamãe Gansa** – Charles Perrault
1060. **A interpretação dos sonhos: vol. 1** – Freud
1061. **A interpretação dos sonhos: vol. 2** – Freud
1062. **Frufru Rataplã Dolores** – Dalton Trevisan
1063. **As melhores histórias da mitologia egípcia** – Carmem Seganfredo e A.S. Franchini
1064. **Infância. Adolescência. Juventude** – Tolstói
1065. **As consolações da filosofia** – Alain de Botton
1066. **Diários de Jack Kerouac – 1947-1954**
1067. **Revolução Francesa – vol. 1** – Max Gallo
1068. **Revolução Francesa – vol. 2** – Max Gallo
1069. **O detetive Parker Pyne** – Agatha Christie
1070. **Memórias do esquecimento** – Flávio Tavares
1071. **Drogas** – Leslie Iversen
1072. **Manual de ecologia (vol.2)** – J. Lutzenberger
1073. **Como andar no labirinto** – Affonso Romano de Sant'Anna
1074. **A orquídea e o serial killer** – Juremir Machado da Silva
1075. **Amor nos tempos de fúria** – Lawrence Ferlinghetti
1076. **A aventura do pudim de Natal** – Agatha Christie
1077. **Maigret no Picratt's** – Simenon
1078. **Amores que matam** – Patricia Faur
1079. **Histórias de pescador** – Mauricio de Sousa
1080. **Pedaços de um caderno manchado de vinho** – Bukowski
1081. **A ferro e fogo: tempo de solidão (vol.1)** – Josué Guimarães
1082. **A ferro e fogo: tempo de guerra (vol.2)** – Josué Guimarães
1083. **Carta a meu juiz** – Simenon
1084.(17). **Desembarcando o Alzheimer** – Dr. Fernando Lucchese e Dra. Ana Hartmann
1085. **A maldição do espelho** – Agatha Christie
1086. **Uma breve história da filosofia** – Nigel Warburton
1087. **Uma confidência de Maigret** – Simenon
1088. **Heróis da História** – Will Durant
1089. **Concerto campestre** – L. A. de Assis Brasil
1090. **Morte nas nuvens** – Agatha Christie
1091. **Maigret no tribunal** – Simenon
1092. **Aventura em Bagdá** – Agatha Christie
1093. **O cavalo amarelo** – Agatha Christie
1094. **O método de interpretação dos sonhos** – Freud
1095. **Sonetos de amor e desamor** – Vários
1096. **120 tirinhas do Dilbert** – Scott Adams
1097. **124 fábulas de Esopo**
1098. **O curioso caso de Benjamin Button** – F. Scott Fitzgerald
1099. **Piadas para sempre: uma antologia para morrer de rir** – Visconde da Casa Verde
1100. **Hamlet (Mangá)** – Shakespeare
1101. **A arte da guerra (Mangá)** – Sun Tzu
1102. **Maigret na pensão** – Simenon
1103. **Meu amigo Maigret** – Simenon
1104. **As melhores histórias da Bíblia (vol.1)** – A. S. Franchini e Carmen Seganfredo
1105. **As melhores histórias da Bíblia (vol.2)** – A. S. Franchini e Carmen Seganfredo
1106. **Psicologia das massas e análise do eu** – Freud
1107. **Guerra Civil Espanhola** – Helen Graham
1108. **A autoestrada do sul e outras histórias** – Julio Cortázar
1109. **O mistério dos sete relógios** – Agatha Christie
1110. **Peanuts: Ninguém gosta de mim... (amor)** – Charles Schulz
1111. **Cadê o bolo?** – Mauricio de Sousa
1112. **O filósofo ignorante** – Voltaire
1113. **Totem e tabu** – Freud
1114. **Filosofia pré-socrática** – Catherine Osborne
1115. **Desejo de status** – Alain de Botton
1116. **Maigret e o informante** – Simenon
1117. **Peanuts: 120 tirinhas** – Charles Schulz
1118. **Passageiro para Frankfurt** – Agatha Christie
1119. **Maigret se irrita** – Simenon
1120. **Kill All Enemies** – Melvin Burgess
1121. **A morte da sra. McGinty** – Agatha Christie
1122. **Revolução Russa** – S. A. Smith
1123. **Até você, Capitu?** – Dalton Trevisan
1124. **O grande Gatsby (Mangá)** – F. S. Fitzgerald
1125. **Assim falou Zaratustra (Mangá)** – Nietzsche
1126. **Peanuts: É para isso que servem os amigos (amizade)** – Charles Schulz
1127.(27). **Nietzsche** – Dorian Astor
1128. **Bidu: Hora do banho** – Mauricio de Sousa
1129. **O melhor do Macanudo Taurino** – Santiago
1130. **Radicci 30 anos** – Iotti
1131. **Show de sabores** – J.A. Pinheiro Machado
1132. **O prazer das palavras – vol. 3** – Cláudio Moreno
1133. **Morte na praia** – Agatha Christie
1134. **O fardo** – Agatha Christie
1135. **Manifesto do Partido Comunista (Mangá)** – Marx & Engels
1136. **A metamorfose (Mangá)** – Franz Kafka
1137. **Por que você não se casou... ainda** – Tracy McMillan
1138. **Textos autobiográficos** – Bukowski
1139. **A importância de ser prudente** – Oscar Wilde
1140. **Sobre a vontade na natureza** – Arthur Schopenhauer
1141. **Dilbert (8)** – Scott Adams
1142. **Entre dois amores** – Agatha Christie
1143. **Cipreste triste** – Agatha Christie

IMPRESSÃO:

Pallotti
GRÁFICA EDITORA
IMAGEM DE QUALIDADE

Santa Maria - RS - Fone/Fax: (55) 3220.4500
www.pallotti.com.br